実はすごい町医者の見つけ方

──病院ランキングでは分からない

永田 宏

講談社+α文庫

した病院が自動的に上位にいくようなカラクリがあるのだ。しかもそれには、厚生労働省のお墨付きまで与えられているという背景もある。

さらに加えれば、あれは特定の病気にのみ対応したランキングである。たとえば、「胃がん手術ランキング」で上位に入った病院が、「肺がん手術」でもランクインするとは限らない。ある病気の手術を得意にしている病院が、別の病気の治療も上手だというわけではない。この点は、きちんと理解しておく必要がある。

そもそも、ああいった記事で調査の対象になるのは、監督官庁に報告義務（ここで報告された数字がランキングの根拠になる）のある大きな病気だけ。それは、いわゆる三大疾病《しっぺい》（がん、脳卒中、心臓病）である。

こうした病気になった患者は、必ずといっていいほど地域の大病院に集められる。だから、その病院はランクインする。大病院は、すごくて当然なのだ。

では、皆さんにお聞きしたいのだが、ご自分の周囲に三大疾病にかかった人が、どれほどいるだろうか？

本文中に提示するデータを見ても明らかなのだが、実はそれほど多くないのである。確かに60代以上では大勢いるといっていいのだが、30〜40代で三大疾病にかかる人は、ほとんどいない。50代になっても、あまり多くない。つまり、いわゆる〝現役世代〟で重い病気にかかることは、決して多くない。

現役世代が病院に行く原因となるのは、風邪《かぜ》や花粉症、痔や水虫といった、ありふれた病気が圧倒的に多い。もしくは高血圧、脂質異常症、糖尿病、痛風といった生活習慣病の場合だ。

そこで、冒頭の雑誌記事の話を思い出していただきたい。こんな「ありふれた病気」には、「名医ランキング」など存在しないのである。そしてまた、こうした病気で近所の病院に行きたいというようなとき、なかなか自分の求める病院を探し当てられない人が意外に多いのも事実なのだ。

日本には、約17万7000もの医療機関がひしめいている。全国のコンビニを全部集めても4万5000店舗くらいにしかならないのだから、いかに多いかが容易に想像できるはずだ。しかもそれらの病院・診療所の大半が、ランキングにも載らない、マスコミにも取り上げられない、まったく無名のものばかりである。

しかし、こうした医療機関に対する需要度は、信じられないほど高い。

一例を挙げれば、大病院で手術した人が退院後に通院するような場合である。「大病院は待ち時間が長いし、通うのも大変だ」と感じる人の多くが、自宅から徒歩圏内にある小さな病院を選ぶようなケースだ。これ以外にも、「たいした病気じゃないんだから、わざわざデカい大学病院なんか行かないよ。近所の開業医で十分」という人も多い。

いずれにしても、大病院より近所の小さな病院のほうが、はるかにニーズがある。若い人はありふれた病気で、お年寄りは慢性疾患や退院後の療養で。

そこで、思いもよらない問題が発生する。

長年その街に住み慣れている人なら、近所の病院などすぐに思い浮かぶ。馴染《なじ》みの医者を何人も知っている。だが、都市化と核家族化が進んだ現在の日本では、ありふれた病院を探すのがコンビニを見つけるよりもはるかに難しい。

たとえば、こんな場合だ。

◆一人暮らしを始めた大学生や社会人
◆単身赴任のお父さん
◆初めて子供を持ったお母さん

◆引っ越ししたばかりの家族
◆病気の親を引き取ることになった家族

それぞれのニーズに合った病院を近所で探すのは、容易ではない。これだけ多数の病院があるのに、なかなか見つけることができない。

本書は、2006年にぶんか社から出版された『名医はご近所にいる』を加筆修正したものである。この数年間に医療制度などが変化したため、内容が古くなっていた部分は削除した。

政府の医療制度改革が進んだことで、大病院は重い病気やけがを集中的に治療する施設、中小病院や診療所は、軽症患者と大病院を退院した患者のための施設、という区切りがより鮮明になってきている。そのため自分に合った医者を、自宅近所で探すことが日増しに重要になってきているのである。

本書は、そういう人たちのために書かれたものだ。自宅の近所、職場の近所で手軽かつ上手に病院を探すためのノウハウを示してある。これさえ分かればあなたのニーズに合った病院を、あなた自身がすぐに見つけられるはずである。方法は、簡単だ。パソコンをお持ちであればインターネットを使えばいいし、なければ電話帳のタウンページを使えばいい。

それだけ？　そう、それだけである。

要は、それぞれのホームページなりタウンページなりに書かれている情報の読み方のコツさえ分かればいいだけのこと。読んでいただければ、すぐに納得できるはずだ。

内容の説明に関しても、さまざまな工夫をこらしたつもりだ。多くの実例やモデルケースを挙げてあるので、分かりやすいと思う。

あなたの「主治医」になる人と、必ずや出会えると約束する。

２０１３年２月

永田《ながた》　宏《ひろし》

※なお、本書内では大病院に対する中小の病院や個人の治療院を総称する言葉として、「ありふれた病院」という表現を使用させていただく。いろいろ考えたが他にふさわしい単語が見つからなかったためで、「たくさんある」「どこにでもある」といった意味として使用するものだ。「ありふれた病気」に対応する言葉ともいえる。

「ありふれた」という表現に、やや否定的な印象を受ける方がいらっしゃるかもしれないが、決してそういう意味ではないことをここで断言しておきたい。

実はすごい町医者の見つけ方～病院ランキングでは分からない◉目次

第1章　ありふれた病院はなぜ重要？

第2章　診療科目を決める

第5章 専門医はどう探す?

第6章　どんな病気が多いのか

著者エージェント：アップルシード・エージェンシー（http://www.appleseed.co.jp）

実はすごい町医者の見つけ方

～病院ランキングでは分からない

第1章

ありふれた病院はなぜ重要？

町医者を見くびるな

世間には、ブランド病院を好む人が少なくない。町医者は信頼できない、大学病院をはじめとする大病院は信頼できる、という人が大勢いる。そのため、簡単な病気でも大病院に駆け込むのである。

しかし本当のところをいえば、こういう患者は大病院側に喜ばれていない。大病院は重大な病気のための医療機関である。これは、厚生労働省がそのように誘導しているためでもある。

町医者などで重大な病気が見つかった患者は、ほとんど自動的に大病院に集められる仕組みになっている。

こうして集まった患者への検査・治療件数が多い大病院が、ランキングの常連になるわけだ。見方を変えれば、重大な病気の大半は、町医者や中小病院でもきちんと発見できているということにもなる。

町医者を見くびってはいけない。立派な経歴を持っている人が大勢いるからだ。医師の多くは医学部を卒業後、大学病院や関連病院の勤務医になって臨床経験を積んでいく。そして40歳前後になると、独立開業する人が増え始める。親の後を継ぐ人もいる。こうして50歳を過ぎる頃には、大半が開業医に転向するのである。なかには病院ランキングの常連病院に長く勤務してきた医師もいるし、医長や部長経験者も少なくない。

逆に見れば、大学病院などでは40〜50代のベテラン医師は少なく、大半が20〜30代の若手だということだ。病院ランキングの都合上、高度な検査や手術にはエース級の医師が当たるが、それ以外は経験不足の医師が担当しているのである。そのため、重大な病気やけがには確かに強いのだが、ありふれた病気やけがに関しては強くない。強くないだけならまだしも、危ない。重大な医療ミスや事故は、大学病院のほうが多いのである。

しかも大病院の医師は、ありふれた病気を軽視しがちだ。病気を「死ぬ」ものと「死なない」ものに分け、「死なない病気だから大丈夫ですよ」と患者に言ったりする。言われた患者は安心するが、医師までも安心してしまうことがある。死なない病気だからと緊張感が抜けてしまい、思わぬ見落としをする。

町医者に、こんな失敗はない。

ありふれた病院は医療費の面でもオトク

日本には2012年10月末現在、8500施設を超える病院と10万施設の診療所、6万8500施設の歯科診療所がある。これだけ医療機関があると、その中から自分に合ったものを探すのは、逆に大変なことになってしまう。

実際のところ、多くの患者は、トップクラスの病院を探すので悩んでいるのではない。ぜんぜんすごくない、ランキングにもマスコミにも縁のない、ごくありふれた医療機関を探すのに苦労しているのである。ごくありふれた病気やけがのほうが圧倒的に多いからだ。たとえば風邪《かぜ》や下痢《げり》、腰痛や膝痛、湿疹やニキビ、中耳炎やものもらい、切り傷や擦り傷、虫歯や歯周病、などなどである。

「そんなものは、どこに行っても同じだ」

きっと多くの人がそう思うに違いない。

確かにどこに行っても同じなのである。大病院に行こうが近所の診療所に行こうが変わらない。検査も治療も同じ。処方される薬も一緒である。「大病院のほうがより効く薬を出してくれる」なんて話は聞いたことがない。

いや、むしろ近所の診療所のほうがいい。歩いて行けるし、大病院より待ち時間は短いし、しかも丁寧だ。ありふれた病気だからといって嫌な顔ひとつしない。大病院の本音は、「この程度の病気でいちいち来るな」なので、それがどうしても医者の顔や態度にも表れてしまう。

こうした気分的な問題以外にも、明確な違いがある。ご存じでない方も多い事実なのだが、それはズバリ料金だ。〝ありふれた病院〟と〝すごい病院〟とでは、同じ治療でも料金が異なるのである。

これは日本の医療行政で、そう決められている。つまり、「重症患者は大病院で、ありふれた病気はありふれた医療機関で」という方針だ。だから、患者が診療所の紹介状を持たずに、いきなり大病院に駆け込むと、初診料に追加料金（特定療養費）が上乗せされる仕組みになっている。その金額は1000円から5000円といったところで、病院の規模にほぼ比例して高くなる。

つまり日常的な、ありふれた病気やけがの場合、最初にありふれた医療機関を受診したほうが時間的にも精神的にも、そして金銭的にもずっとオトクなのである。

ところが、いざありふれた医療機関を探そうとすると、これがなかなか難しい。だから、みんな困っている。そこでどうやったらありふれた、しかし自分に合った医者を探し出せるのか、その方法をお教えしようというわけである。

医者でないのに何が分かる?

しかし、ちょっと待ってくれ。そういう風変わりな本を書こうというお前はそもそも何者なのか？　と思われる読者も多いに違いない。

そこで自己紹介も兼ねて、なぜ私がこのような本を書くことになったのか。いきさつを簡単に説明しておこう。

私は医者でもなんでもない。大学の専攻は化学。しかも理論化学という、コンピュータしか使わないマイナーな分野である。修士課程まで進んで理学修士をもらったあと、医療機器メーカーに就職して医療情報システムの研究開発に従事した。また90年代後半の約5年間、東京築地の国立がんセンター研究所に研究派遣でお世話になっていた。その後、ＫＤＤＩ研究所に移って医療情報システムの研究開発を続け、２００7年から三重県にある鈴鹿医療科学大学の教授になった。医用情報工学科という学科で、文字通り医療情報システムを学生たちに教えていた。２００9年には滋賀県長浜市にある長浜バイオ大学に移り、現在はそちらで医療ＩＴ分野の講義と研究を続けている。

つまり、いままで一度も正式な医学教育を受けたことがない。しかし仕事を通して多くの現場を見てきたし、お医者さんたちからさまざまなことを教えてもらってきた。だからこういう分野に関して、あながち専門外というわけではない。

意外と多い病院の探し方を知らない人

こういう変わった経歴のためか、友人・知人たちから医療に関する質問や相談を受けることが多い。「子供がアトピーなんだが、いい医者を知らないか」といったものや、「大腸健診で引っかかってしまったのだけど、お前はどう思う？」といったものなど実にさまざまである。

とはいうものの、いま説明したように、私は医者でもなければ医学教育を受けたこともない。門前の小僧で多少は耳学問しているものの、とうてい質問に答えられるレベルのものではない。せいぜい、「インフルエンザワクチンはどこに行ったら受けられるのか」といった質問に答えられる程度に過ぎない。それなら、「インフルエンザワクチン接種します」と貼り紙が出ている病院に行けばいいと答えられる。

ところがあるとき、彼らが本当に知りたがっているのは、実は病気そのもののことではないらしい、ということに気がついた。ある友人の電話がきっかけだった。

「ひどい腰痛で困ってるんだが、いい病院を知らないか？」と、彼はいった。

「腰痛なら、整形外科に行けばいいだろう」

そう生返事をすると、友人はたたみかけるように話し始めたのだ。

「そんなことは分かってる。でも、家の近所の病院は日曜休診なんだよ。俺、仕事が忙しいから土曜も出勤でね……だから平日、会社の近くでいいのがあればと思うんだけど……あるにはあるよ、でっかい看板を出してるのがさ。でも昨日ちょっと覗いてみたら、どうも怪しげなんだよ。雰囲気っていうか……どうって、お前も見れば絶対そう思うから。とにかく俺はその病院には行きたくない。で、××駅の近くに整形外科が何軒かあったら教えてほしいわけ。お前、知らない？　あとは自分で見て決めるから」

なーんだ。たったそれだけのことか。

つまりこの友人は、病院の探し方を知らなかっただけなのである。探し方を知っていれば、自分で探したに違いない。いちいち私に電話をかけてくることはなかっただろう。

しかし、大のオトナが病院ひとつ探せないとは……。

だがよくよく考えてみると、それも無理からぬことなのだ。なにしろ病院の在《あ》り処《か》を探す方法など学校では教えてくれないし、そんなことを書いてある本も見かけない。

病院のほうは表に看板を出したり、通りに面した窓に「＊＊クリニック」と掲示したりしているのだが、都会のビルの谷間ではほとんど目立たない。しかも普段健康な人は、道を歩いていてもいちいち病院の存在など意識しない。結局大きな看板を出しているところしか見つけられないのである。

かといって、いまさら他人には聞けない。いい年をして「病院の探し方が分からない」というのは、ちょっと恥ずかしい。それに聞ける人がいない。会社の同僚やご近所の人に聞いたところで、大した返事は期待できない。つまり聞くに聞けない、聞いても仕方がない。思ったよりも面倒な問題なのである。

だがそういう人は、この友人だけでなく世の中に大勢いるに違いない。自分で探す方法を知らないけれど、それを認めるのも嫌だ。そこで結局さきほどの友人のように、「いい医者を紹介してくれ」となるわけである。

「何科を受けたらいいか分からない」

しかも彼らの本音が、別のポイントにあることも分かった。「紹介はしてもらいたいけれど、決定はされたくない。最後は自分で決めたい」ということなのだ。私が、「この病院がいいよ」と教えたところで、それはあくまでも参考意見に過ぎない。知りたいのは、「××駅近辺の病院リスト」であって、そのなかから自分の判断で選びたいのである。

問題は、ほかにもいくつかある。たとえば、「病院に行きたいけれど、何科を受けたらいいか分からない」というものだ。

こんなことがあった。

ある日、大学時代の友人が恥ずかしそうな声で、「肝臓科なんて、ないよね」と電話をかけてきたのである。何のことかと問い直すと、「実は、この前の健診で肝機能に問題が出ちゃってね……。ちょっと気になるから医者に行ってみようと思うんだけど、何科がいいんだろう？　やっぱり内科系だよね」。

おもしろいことにその友人は、診療科目をいえばその内容をだいたい答えられる。たとえば呼吸器科といえば気管支炎や肺炎を診る科目、消化器科といえば胃や腸の病気を診る科目、泌尿器科といえば膀胱《ぼうこう》や腎臓、前立腺の病気を診る科目、というようにちゃんと答えられる。

ところが、肝臓は？　肝機能障害は？　というように臓器や病名から科目を辿《たど》ろうとすると、たちまちお手上げになってしまう。つまり「診療科目→病名・臓器名」はだいたい分かるのだが、「病名・臓器名→診療科目」のほうがダメなのである。

こういう人が意外と多い。糖尿病は？　リウマチは？　痛風は？　というように病名から診療科目を決めようとするとだんだん怪しくなってくる。ちょっと難解な甲状腺などになると、ほとんどの人がお手上げだ。

ところが自分がいざ病院を探す際には、病名が先に決まっている場合のほうが多い。友人の例では「肝機能障害」というように分かっているし、糖尿病やリウマチ、痛風なども健診で分かることが多い。病名が分かってから医者を探すのである。

あるいは自分なりにこんな病気という予想がついている場合も多い。少なくとも、どこがどう具合が悪いかくらいは分かっている。

実用上は、「診療科目↓病名・臓器名」よりも「病名・臓器名↓診療科目」のほうがずっと大切なのである。しかしそういうことは、人にはなかなか聞きづらい。

次に多いのが医師のプロフィールに関するもの、というよりも、女医がいいとか、ある程度年配の医師がいい、といったようなことである。とくに女性には、できれば女医さんに診てもらいたいという人が多い。あるいはちょっと年配の方の場合、自分よりも若い医師はどうも……という人もいる。

そのほかでは医師の経歴を気にする人や、「専門医」に診てもらいたいという人などがいる。

普通、人が知りたいことは、せいぜいその程度までである。

もちろん医療費を気にする人も多いが、それは入院が必要になった場合のことで、普通の外来通院ではあまり問題にならない。

それから、ときどき見かけるのが病気の統計や確率を知りたがる人である。「大腸健診で引っかかってしまったのだけど、お前はどう思う？」というのは、実は「再検査で本当に大腸がんが見つかる確率がどのくらいかを知りたい」ということなのだ。

同じようなタイプで、「40代で咽頭がんになることってある?」とか、「若年性アルツハイマーって大勢いるのか?」といった質問がある。

記事にハウツーはほとんどない

ここまでをまとめると、次のようになる。

①自宅や職場の近所にある病院・診療所をどうやって探したらいいか分からない
②どの診療科目を選んだらいいか分からない
③医者の性別や年齢を知りたい
④医者の経歴や専門性を知りたい
⑤入院費用を知りたい
⑥病気になる確率を知りたい

私がこれまでに受けてきた質問や相談の大半が、このいずれかである。
しかしちょっと待てよ。これらは、新聞や雑誌にもよく登場する、医者選びの心得のようなものとほとんど同じではないか。

◆自宅の近所の通いやすい病院を探しましょう
◆診療科目をよく確認しましょう
◆医師の年齢や性別を事前に調べておくとよいでしょう
◆医師の経歴や専門性をチェックしましょう

記事でいっているのは、だいたいこのようなことである。そして記事の端《はじ》のほうには、胃がんや肺がんの入院費の一覧が載っていたりする。病気になる確率はあまり載っていないけれど、「がん患者は全国で220万人！」とか「国民の4人に1人が高血圧！」といったことが書いてある場合がある。

つまりP29の①から⑥までの項目は、患者や一般市民が医療に関して知りたい基本中の基本項目、いわば定番というやつだ。

ところが定番であるにもかかわらず、それに対する質問が絶えないのはなぜか。

簡単である。

同じような記事が繰り返し掲載されるにもかかわらず、実は肝心なことがほとんど書かれていない。そういうことなのだ。

◆自宅の近所の通いやすい病院を探しましょう

なるほど、確かにそのとおりなのだが、肝心の探し方がどこにも書いてない。せいぜい「ご近所の口コミも有力情報」程度のことしかいっていない。

◆診療科目をよく確認しましょう

実にもっともな話である。誰もがそうしたいと思ってもいる。しかし、どの病気にはどの診療科、という肝心の情報が抜けているのだ。

医師の年齢や性別を調べる手段も載っていなければ、経歴や専門性をチェックする方法も書かれていない。つまりハウツーがほとんど書かれていないのである。

ありふれた病院は意外とハードルが高い

調べ方が分からない場合は、どうすればいいのだろう。

一番簡単なのは、最寄りの大病院に行くことだ。それなら場所が分かっているから探す手間が省《はぶ》ける。大病院だから診療科目もたくさんある。行けば必ず何とかなるだろう。それに、いい医者が揃っているに違いない。医者は大勢いるはずだから、気に入らなかったら替えてもらえばいいだけのことだ。

こう考えると、実は大病院というのはハードルが低い。本当はそうではないのだが、ついそのように見えてしまう。安心して行ける医療機関だと感じてしまうのである。

一方、中小病院や町医者に行くには勇気がいる。だいいち、自分で探さなければならない。仮に心当たりがあったとしても、診療科目が違っていたらどうしよう。相手の顔も性別も分からない。腕がいいかどうかも定かではない。

実は意外とハードルが高い。

よく「日本人は大病院好き」と言われるが、本当はそれだけではないのかもしれない。大病院のほうがハードルが低いから、という理由でそっちに行っている人も案外多いのではないだろうか。

こんなことがあった。

転職して2つ目の会社に勤めていたとき、同僚のひとりが風邪を引いたので、通勤途中に最寄りの市民病院に寄ったことがあった。予約も紹介状もなしに。

その病院は、その地域では知らない人がいないというほどの大病院である。そういう病院は紹介患者優先で、重症でもない限り〝飛び込み〟の患者は後ろのほうに回されてしまう。

当然、この同僚もそういうことになった。結局いつまで経《た》っても診てもらえず、午後になってようやく診察室に呼ばれたのであった。延々4時間以上も待たされた。そのためなのか、すっかり体調を崩して3日間も会社を休んだのである。

回復して出社してくると、「ふざけた病院だ」「人を馬鹿にしやがって」とさんざん悪態をついていた。

なぜ近所の診療所に行かなかったのかと聞くと、「(どこがいいのか) 分からなかったから」という。

実はこの同僚は独身だったのである。結婚していれば診療所のひとつやふたつ、奥さんに教えてもらえたかもしれない。ところが独身で、しかも元来丈夫だったから、自宅近所の診療所を知らなかったというのである。

「いや、本当は1軒、場所は知ってるんだけど、どんな医者がやっているか知らないし評判も分からないから不安じゃないか。だから、市民病院に行ったんだ。そうしたらこれだからね。本当に腹が立つ」

大病院はハードルが低いからと、ついついそちらに足を向けたために、こんなことになってしまったのである。読者のなかにも同じような体験をお持ちの方がおられるかもしれない。これでは、治るはずの病気も治らないのである。

情報源はタウンページ

だが、知りたいことを調べる術《すべ》を知らないのだからどうしようもない。そう思って諦めている方も少なくないだろう。

しかし知りたいことの大半は、実は簡単に調べることができるのだ。

ちょっとした知識とコツさえ分かれば、誰だってできるようになる。調べるための道具立ても大したことはない。誰でも使えるものばかりだ。

それはパソコンであり、インターネットである。

10年ほど前までは、インターネットで病院を探す人は少なかった。なにしろ病院に関する情報があまり載っていなかったのだから。

ところが、現在では多くの病院がホームページを持っている。無料で使える病院検索サイトも多数できている。あとはほんの少しの知識とノウハウさえあれば、誰でもすぐに欲しい情報を手にすることができる。

しかし、いくらインターネットが普及したといっても、まだお使いになっていない方も大勢いるに違いない。あるいは職場や学校では使っていても、自宅では使っていないという人もいるだろう。

でも、がっかりすることはない。タウンページがあるじゃないか！

そう、ＮＴＴのタウンページ。あの分厚い冊子である。

タウンページはインターネットと比べて情報量が少ないことは否《いな》めない。なにしろ広告１件あたりのスペースが、ほとんど名刺１枚分のサイズしかないのである。病院名と住所・電話番号、診療科目、院長の名前くらいまでしか載っていない。だから欲しい情報をすべて手に入れるのは難しい。

だが、日本語には、「行間を読む」という表現がある。それがタウンページの広告にも当てはまるのである。ちょっとしたコツを覚えれば、たったこれだけの情報からでも、いろいろなことが分かってくるものだ。

本書ではインターネットを使った病院探しを中心に説明していくが、タウンページでもここまで分かる、ということを折に触れて解説していくことにする。

病院と診療所の違い

ここまで、〝病院〟という言葉のほかに、〝診療所〟という言葉が何度か出てきた。これから先も出てくるので、その違いを説明しておこう。これらは、法律上そのように区別されているのである。

その区別とは、

病院……入院病床が20床以上のもの
診療所……入院病床が19床以下のもの

というものだ。大きな違いはこれだけで、要するにベッド数によって、「病院」か「診療所」かが分けられているだけである。

また、「診療所」が○○病院とか○○ホスピタルと名乗ってはいけない決まりにもなっている（「医院」とか「クリニック」と名乗ることは問題ない）。

つまり名前が、

○○診療所
○○医院
○○クリニック

などとなっているものは、すべて「診療所」だと思っておけばいい。

○○病院
○○ホスピタル

というようになっていれば、「病院」と思って間違いない。

診療所の多くは入院病床を持っていないが、産婦人科、眼科、耳鼻科などの診療所では入院病床を持っている場合がある。

しかし、それ以外で入院病床を持っている診療所は少ない。昔は結構あったのだが、だんだん減ってきている。とくに都会の診療所ではかなり少なくなってきた。

診療所で働く医師の人数は、1人から3人くらいまでが一般的である。もっと大勢の医師がいる診療所もあるが、大半は3人以下と思って構わない。

つまり診療所といえば、産婦人科などを除けば外来のみで、かつ少人数のスタッフで比較的簡単な医療を行うところと考えておけばいい。

もっとも、日常語では病院と診療所の区別はなく、全部ひっくるめて〝病院〟といっている。だから本書でもとくに区別はしないことにする。ただし区別が必要な場合には、そのつど分類して使うことにする。

3パターンの患者さん

さて、ここからは3人のモデルに登場していただくことにしよう。これはもちろん実在の人物ではなく、筆者の想像上の人物である。みなさんの代わりに病院探しをしてもらうことになるわけだが、この3人がいれば、たいていのパターンは網羅できるように想定したつもりだ。ぜひ自分に置き換えて、疑似体験していただきたい。

1人目は東京都在住のサラリーマン、伊藤敦さん（48歳）。大手町にある会社の部長さんである。いまのところ大した病気はないが、先月の健診で血圧と尿酸値が高かった。一度くらい医者に診てもらったほうがいい状態だ。

しかし、ショックだったのはヘリコバクター・ピロリ菌に感染していることが分かったことだ。ピロリ菌は、胃炎や胃潰瘍の原因菌といわれている。胃がんの原因になるという学説もある。できれば、いまのうちに除去しておいたほうがよさそうだ。

しかし平日は仕事の帰りが遅いので、家の近所の病院には行けない。土日も出勤が多く、できれば会社の近くの病院で、さっさと済ませてしまいたいと思っている。

２人目は京都市在住の主婦、藤井優子さん（36歳）。夫の転勤で佐賀県から京都市に越してきたばかりである。

子供が２人いる。長女の真理ちゃん（12歳）には喘息《ぜんそく》がある。ここ２年ほどは発作が治まっているが、いつぶり返してくるか分からない。長男の隆くん（８歳）はアトピー性皮膚炎で、しかもよく風邪を引いたり下痢をしたりする。ちょっと虚弱体質である。３ヵ月前、まだ佐賀県にいるときに盲腸（虫垂炎）で１週間ほど入院し、手術を受けた。

佐賀県に住んでいたときは、クルマで15分ほどのところにある病院に通っていた。ベッド数が50床くらいの小さな病院だった。しかし小児科と皮膚科の外来があったので、長女は小児科に、長男は皮膚科にかかっていた。長男の盲腸の手術も、その病院でやってもらった。

優子さん本人には、これといった病気はない。しかし昨年、母親が子宮がんの手術を受けた。そういえば祖母も子宮がんだった。もしかすると家系かもしれない。定期的に検査したほうがよさそうだ、と考えている。

3人目は名古屋市在住のサラリーマン、田中光一さん（57歳）。そろそろ定年を迎えようかという年齢である。ここ数年、血糖値、血圧、中性脂肪ともに高く、会社の健診で毎年のように引っかかっていた。だがこのくらい大丈夫だと、いままでずっと放ったらかしにしていた。

ところが今月、77歳になる実家の母親が脳梗塞で入院する騒ぎがあった。幸い命に別状はなかったが、後遺症として右半身に軽い麻痺《まひ》が残りそうだ。来月中に退院するので、自分のところで引き取って同居させることになった。しかし、病院への支払いはいくらになるのだろうか。母親は年金暮らしだし、自分自身がリタイア間近なのである。

しかも、退院後のリハビリをやってもらえる病院を自宅の近所で探さなければなら

表①　この本に登場する３人の人物とその家族のプロフィール

登場人物とその家族	プロフィール
伊藤敦さん	48歳 東京大手町の会社の部長。 身長170cm、体重72kg 会社の定期健診で血圧、尿酸値の異常と、ピロリ菌の感染が指摘された。 　血圧：150－95 　尿酸値：7.5 仕事が忙しく、土日も出勤することが多い。仕事帰りにほとんど毎晩お酒を飲んでいる。 趣味はテニス。
藤井優子さん	36歳 京都市在住の主婦。最近、夫の転勤で佐賀県から越してきた。 祖母と母親が子宮がんの手術を受けたことがある。
真理ちゃん（長女）	12歳 小児喘息。最近２年間は発作が治まっている。
隆くん（長男）	８歳 アトピー性皮膚炎（比較的軽症）。よく風邪を引いたり下痢をしたりする。 ３ヵ月前に盲腸の手術を受けた。
田中光一さん	57歳 名古屋市在住のサラリーマン。あと３年で定年を迎える。 数年前から会社の健診で血糖値、血圧、中性脂肪の異常を指摘されているが、医者にはかかっていない。 　空腹時血糖値：139 　HbA1c：6.2 　血圧：148－88 　総コレステロール：270
母親	77歳 岐阜県在住。今月上旬、脳梗塞で地元の病院に入院。 順調に回復中だが、軽い右半身麻痺が残る可能性が高い。 来月退院予定。田中さんの家に引き取ることになっている。 10年以上にわたって糖尿病、高血圧、脂質異常症の治療を受けている。 数年前に白内障と診断され、経過観察中。

ない。それに自分自身、脳卒中が心配になってきた。なぜなら母親は長年糖尿病を患っており、しかも高血圧、脂質異常症でもあったのだから。田中さん本人も一度診てもらったほうがいいだろう。

さらに母親は白内障も患《わずら》っている。数年前から眼科を受診していた。まだ手術はしていないが、早晩必要になるはずだ。

こういう、いかにもありそうなケースの3人である。

病院探しのノウハウを教科書的に書き連ねたのでは、ちょっと退屈かもしれないし、なにか例がないと分かりにくいだろう。そこで折に触れてこの3人に出てきてもらい、どういう探し方をすればいいかを解説しようというわけだ。

第2章

診療科目を決める

大病院と診療所で違う診察内容

いきなり病院探しを始める前に、少しウォーミングアップをしておこう。診療科目にはどんなものがあるのだろう。それを復習してみたい。というのは、診療科目が決まらないと病院探しが始まらないからである。

第1章で、多くの人が「診療科目↓病名、臓器名」のほうはだいたい分かっていると書いた。とはいえ、すべての診療科目が分かっているわけではない。代表的な科目を知っているというだけであって、知らないものもかなりある。

なにしろ診療科目の種類は多い。

病院が使える診療科目は法律で決まっている。これを業界用語では、「標榜科目」と呼んでいる。その標榜科目の種類が多いのである。

その種類は、

医科32種類

歯科4種類

ずいぶんある。医科と歯科で数に開きがあるが、それぞれ担当する範囲が違うのだ

表② 病院の診療科目(標榜科目)

		科目名
医科	内科系	内科、小児科、呼吸器科、消化器科(胃腸科)、循環器科、アレルギー科、リウマチ科
	外科系	外科、整形外科、形成外科、美容外科、脳神経外科、呼吸器外科、心臓血管外科、小児外科
	眼科系	眼科
	耳鼻科系	耳鼻咽喉科、気管食道科
	産婦人科系	産科、婦人科、産婦人科
	皮膚科系	皮膚科、泌尿器科、性病科、肛門科
	精神・神経系	精神科、神経科、神経内科、心療内科
	その他	リハビリテーション科、放射線科、麻酔科
歯科		歯科、小児歯科、矯正歯科、口腔外科

から仕方がない。歯科は歯、歯茎など口のなかのことだけ。一方、医科はそれ以外のあらゆる病気やけがを担当するのだから。

ではどういうものがあるのか。上の表②がそれである。

普段からよく見かける科目もあるが、あまり馴染《なじ》みのない科目もあるはずだ。アレルギー科やリウマチ科、リハビリテーション科などは、知らない人が多い。気管食道科なんて聞いたことがないかもしれない。

しかし、いずれも読んで字のごとくで、どんな科目かはすぐに察しがつく。残りの科目だってそんなに難しいわけではない。容易に想像できるはずだ。

ただ注意しなければならないのは、それぞれの科目の内容が大病院とありふれた病院で異なっているという点である。

たとえば、脳神経外科である。

誰でも即座に開頭手術を思い浮かべるはずだ。

ところが、実際には開頭手術はさほど多くない。たしかに大病院や専門病院では頻繁に手術を行っている。ところが中小病院で開頭手術を行うことは滅多にないし、まして診療所で行うことなど皆無《かいむ》である。

では、脳神経外科の主な仕事は何か？

実は脳卒中患者のリハビリや再発防止、あるいは高血圧などリスク因子を持っている患者の予防的治療を主に行っている。そういうニーズのほうが開頭手術よりもはるかに多いのである。

あるいは、歯科系の口腔外科（口腔歯科）である。

世間の常識としては、舌がんをはじめとする口腔がんの手術を行う科目とされている。

しかしそういう患者はもともと少ないし、手術の大半は歯科大学の附属病院などで行われている。街中にある口腔外科の主な仕事はインプラント、つまり人工歯根の埋

表③　大病院と中小病院や診療所とで内容が大きく異なる科目

診療科目	中小病院・診療所	大病院
外科	擦り傷、切り傷、簡単な骨折	外傷および内臓系の手術全般
整形外科	打ち身、捻挫、簡単な骨折、腰痛、膝痛、リウマチ、痛風、脳卒中のリハビリ	骨折の手術、人工関節手術、靭帯の手術
形成外科	美容外科、包茎手術、しみ・そばかすのレーザー治療、黒子・イボの除去、下肢静脈瘤の治療	切断された四肢の再接着、広範囲の火傷、乳房再建
脳神経外科	脳卒中の再発予防・リハビリ、高血圧、脂質異常症	脳神経手術、血管カテーテルによる脳の検査・治療
呼吸器外科	呼吸器科と同じ。医師が呼吸器外科出身者の場合が多い。風邪、気管支炎、喘息、肺がん検診等	肺がん手術
心臓血管外科	循環器科と同じ。医師が心臓血管外科出身者の場合が多い。心臓病全般、高血圧、脂質異常症等	心臓手術、血管カテーテルによる検査・治療
眼科	結膜炎、ものもらい、白内障・緑内障の検査、白内障の手術、糖尿病や高血圧による網膜症の検査	緑内障・網膜剥離の治療
耳鼻咽喉科	中耳炎、花粉症、蓄膿症、鼻炎、風邪、めまい、補聴器の調整	難聴、鼓室形成術、顔面神経麻痺、頭頸部がん、声帯ポリープ
泌尿器科	腎臓内科、膀胱炎、尿道炎、尿漏れ、頻尿、前立腺がんの検診	腎臓がん、膀胱がん、前立腺がんの手術
婦人科	更年期障害、子宮がん検診	子宮がん、卵巣がん、子宮筋腫の手術
放射線科	レントゲン写真撮影	CT・MRIによる検査、放射線治療
麻酔科	神経痛、肩こり、腰痛の治療	手術の麻酔、がん患者の疼痛管理
口腔外科	インプラント（人工歯根）	口腔がんの手術、顎の再建術

め込み手術なのである。あまり大袈裟な手術ではない。永久歯を抜くのと似たようなものだ。歯の根っこを抜くか植えるかの違いと思っておけばいい。

形成外科と聞くと、事故などで切断された手足をもとどおりに縫い合わせるのが仕事のように思ってしまう。だが、普通の形成外科ではそんなすごいことはやらない。はっきりいって美容外科と同じと考えていい。そして、包茎手術や黒子《ほくろ》・イボの除去も多い。

最近では下肢静脈瘤の治療を行うところも増えてきた。ふくらはぎの静脈がゴツゴツと膨れて表面まで盛り上がっているのが下肢静脈瘤である。中高年の女性に多い病気である。治療は簡単で、血管内に細いカテーテルと呼ばれる器具を差し込み、その先端からレーザーを照射するというものだ。普通は日帰り手術。1時間もあれば終わる。

そういう具合に大病院とそうでないところとで診療内容が違っている科目がいくつもある。それらをP47表③にまとめておいた。一度ざっと眺めてみてほしい。

精神・神経系の科目の違い

診療科目のなかでもっとも分かりにくいのが、精神・神経系の科目、つまり精神科、神経科、神経内科、心療内科の４つである。少し説明しておこう。

精神科が精神疾患を扱う点は異論がないだろう。心療内科が主にストレス性の体調不良を扱う科目ということもよく知られている。

しかしどちらの科目もうつ病、パニック障害、アルコール依存症、摂食障害、不眠症といった病気も扱っている。そのため、「精神疾患の軽いのを診るのが心療内科だ」という医者が大勢いる。私たちもそう思っておけばいい。

神経科と神経内科は同じ科目である。ちょっとややこしい歴史的背景があって２つに分かれているのだが、これは日本だけの話。他の国々では神経科（neurology）で統一されている。

神経科（神経内科）はてんかん、パーキンソン病、多発性硬化症、重症筋無力症などを診るための科目である。あまり知られていないが頭痛も神経科の守備範囲に入っている。

ただし、それらの病気に限定してしまうと患者を集めるのが難しい。そのため精神科の患者を扱うことも多い。まとめて〝精神神経科〟と呼んでいる病院も少なくない。だから、神経科と精神科はほとんど同じ科目と思っていい。

また、これら4つの科目は、いずれも認知症を扱っている。大雑把にいって、問題行動が激しい患者は精神科、比較的落ち着いている患者は心療内科や神経科（神経内科）という括《くく》りになる。しかし、実際にはほとんどボーダーレスだ。

つまり細かい違いに目をつぶれば、これら4科目はほとんど同じということである。実際、精神・神経系の診療所のなかには、4科目のうちの2科目ないし3科目を標榜しているところも少なくない。

とはいうものの、気持ちの上ではこれら4科目は同じではない。とくに精神科とその他では、かなりの隔たりがある。初めての人にとって、精神科を受診するのはなかなか勇気のいることだ。

私の友人に、仕事のストレスからアルコール依存症になってしまった男がいた。仕事帰りに毎晩のように飲み屋のハシゴを繰り返す。それを何年か続けているうちに、とうとう二日酔いで遅刻や無断欠勤の常習者に陥ってしまった。奥さんも会社の上司も困り果てて精神科を受診するように勧めたのだが、「俺は精神病じゃない」といって、頑として拒《こば》み続けた。

このままではまずい。

だが、酒はやめられない。

しかし、精神科に行くのだけは絶対に嫌だ。

本人も相当悩んでいたようだが、どうにもならなかった。

ご家族からどうすべきか相談を受けた私は、早速、「心療内科」のみを標榜しているところをいくつかピックアップしてみた。「ここは普通の内科の診療所だから大丈夫」と説得するようにいったのである。すると今度はすっかり安心して受診し始めたのであった。

治療はごく基本的なもので、断酒による不安やイライラ、不眠症などを精神安定剤と睡眠剤でコントロールするというものだった。だから、アルコール依存症といってもまだ軽いほうだったのかもしれない。いずれにしても本人の努力と家族の協力の甲斐あって離脱に成功し、いままでは酒を一滴も口にしていない。

つまり、ものは言いようということである。いきなり精神科では誰だって動揺する。まして本人に病識（自分が病気だという自覚）があると、ますます落ち込んでしまうこともある。心療内科なら「内科の一種」で通用するし、なんとなくマイルドな印象がある。そういう使い分けも、ときには効果的ということである。

病気や臓器から診療科目を決める

個々の診療科目の中身を知っていたからといって、いざというとき役に立つとは限らない。前章でも書いたように、本当は病名や臓器から診療科目を選べないと困る場合が多いのである。

実際そういう悩みを抱えている方が大勢いるため、病院側でもそれなりの対策を立てている。実は法律で定められている標榜科目とは別に、それぞれの病院で独自の診療科目を開設してもいい決まりになっているのである。

たとえば、「専門外来」などがそれである。糖尿病外来、高血圧外来、頭痛外来、めまい外来、更年期障害外来などいろいろある。患者を惑わすような変な名称でない限り、こういう独自の診療科目を設けてもいいことになっている。

しかし実際のところ、糖尿病は普通の内科で構わない。

高血圧も内科。あるいは循環器科や脳神経外科。ストレス性のものなら心療内科の得意分野である。

頭痛は神経科か脳神経外科。

めまいは、耳鼻科が第一選択肢である。めまいの原因はいろいろだが、身体の平衡感覚に異常をきたしている場合がもっとも多い。その平衡感覚を司《つかさど》っているのが、耳の奥にある三半規管（〝器官〟ではないかという人もいるが、〝規管〟が正解）という臓器である。三半規管は耳鼻科の守備範囲に入っているため、めまいは耳鼻科なのである。

更年期障害はいうまでもなく婦人科である。

そういう具合で、わざわざ専門外来を作らなくても本当は済んでしまうのだが、患者のほうはこういう知識を持ち合わせていない。そこでニーズの多いものを中心に独自の科目を作っているのである。

そういうもののなかに、実は〝肝臓科〟もある。前章で私の友人が、「肝臓科なんてないよね」と電話してきた話を書いた。しかし、肝臓科を開設している病院も探せば確かにある。ただし、数は多くない。だから見つけるのは大変だ。

ちなみに肝臓は内科、とくに消化器科に行くといい。というのは、肝臓は消化器の一部だからである。消化器科を開設している病院ならいくらでもあるから、無理に肝臓科を探す必要はない。

同様に膵臓《すいぞう》や胆嚢《たんのう》も消化器に属する。だから胆石や胆嚢ポリープといわれたら消化器科を選べばいい。膵炎も消化器科ということになる。

とはいえ、ありふれた病気で、しかも科目に迷うようなものはそう多くない。日常、比較的頻繁に遭遇するものをざっとあげると左ページ表④のようになる。30種類の病気や症状をあげておいた。子どもの場合は、この表の「内科」を「小児科」に読み替えればいい。

ほかに風邪、インフルエンザ、胃炎や胃潰瘍、痔などといった病気が多いが、どの科目を選べばいいかはわかるだろう。また骨折や外傷などは、整形外科や外科に行けばいいことは自明なので、表からは割愛してある。

自分の直感と常識を信じよ

病気の種類や症状はそれこそ無数にあり、たったこれだけでは済まない。だからと

表④　日常的な病気や症状・臓器と診療科目

病名・臓器名	診療科目
糖尿病	内科
高血圧	内科、循環器科、脳神経外科、心療内科
低血圧	内科、循環器科
脂質異常症	内科、循環器科、脳神経外科
動脈硬化	内科、循環器科、脳神経外科
貧血	内科、循環器科
リウマチ	リウマチ科、整形外科、内科
痛風	内科、リウマチ科、整形外科
肝臓・肝機能障害	内科、消化器科
膵臓・膵炎	内科、消化器科
胆嚢・胆石	内科、消化器科
腎臓・腎炎	内科、泌尿器科
甲状腺機能障害	内科
花粉症	耳鼻咽喉科、内科、眼科、アレルギー科
アトピー性皮膚炎	皮膚科、小児科、アレルギー科
じんま疹	皮膚科、内科、アレルギー科
喘息	内科、呼吸器科
脳卒中のリハビリ	リハビリテーション科、整形外科、脳神経外科
動悸・息切れ・不整脈	内科、循環器科
血便	消化器科
血尿	泌尿器科
頭痛	神経科、脳神経外科、神経内科
めまい	耳鼻咽喉科、脳神経外科、神経科
のぼせ	内科、婦人科（女性の場合のみ）
むくみ	内科、循環器科、泌尿器科
咳が続く	内科、呼吸器科
微熱が続く	内科
不眠症	心療内科、精神科、神経科、神経内科
精神不安	心療内科、精神科、神経科、神経内科
摂食障害	心療内科、精神科、神経科、神経内科

いってこと細かく書き並べても、かえって分かりにくくなってしまう。

しかし、「迷ったときはどうしたらいいか」とお感じになることだろう。

答えは簡単。

「自分の直感と常識に従って選びなさい」

たったそれだけ？

そう、それだけである。

がっかりされる方が多いかもしれない。しかし、実際にそれが一番理にかなっている。ご心配には及ばないのだ。

なぜか。

それは、各診療科目、あるいはその科目を担当する医師が、患者の直感と常識に対応できるようになっている（訓練されている）からである。

たとえば、リウマチ。リウマチを得意としているのはそのものズバリ、リウマチ科である。ところが、リウマチ科という科目があること自体を知らない人が大勢いる。

リウマチにかかると、最初のうちは手指の関節がこわばったり少し痛んだりする。

だんだん進行してくると、全身の関節に痛みが出てくる。

この病気は免疫疾患のひとつで、本当は内科系の病気である。しかし患者のほうではそういうことを知らないし、まして初診時に自分がリウマチだろうと認識している患者はほとんどいない。なんとなく指がこわばったり曲がりにくかったりするので、ほとんどの人が直感的に整形外科を受診する。

それで正解なのである。

整形外科医のほうでもよく心得ている。リウマチ患者の多くが整形外科を受診してくるから、内科医よりもずっと慣れているのだ。そもそも日本整形外科学会が昔から、「認定リウマチ医」という制度を設けており、リウマチの専門家を育成してきたほどなのである。整形外科の診療所の看板をよく見てみると、一緒に「リウマチ科」と書かれていることが少なくない。

患者の直感と常識がよく当たる、というよりも整形外科のほうでそれに合わせているということなのだ。だから当たるのは当然なのである。

もうひとつ、麻疹《はしか》、風疹、水ぼうそう、手足口病などを考えてみよう。

これらは子どもがよくかかる病気で、ウイルス性の感染症だ。だから科目としては小児科や内科ということになるのだが、直感的に皮膚科を受診する患者が多い。皮膚に発疹などの異常が表れるから、見た目で単純に皮膚科を選択するのである。皮膚科医のほうでもよく心得ていて、そういう患者が来ればただちに診察してくれる。大勢の患者を診ているので、内科医よりも慣れているくらいである。だから皮膚になんらかの異変が生じたら、迷わず皮膚科を受診すればいい。

最近増えているうつ病やストレス性の疾患はどうか。

これは先ほど書いたように、精神科・神経科・神経内科・心療内科のいずれでも扱ってくれる。認知症も同じである。もともと専門がはっきりと決まっていなかった病気でも、患者が大勢来るようなら自分たちのほうに取り込んでしまったほうがいい。そして実際そのようになっている。

このように、診療科目といっても、すべてが科学的・医学的に厳密に決まっているわけではない。患者に合わせるように医療側でもさまざまな工夫をしているわけなのだ。

直感と常識に従うのがもっとも理にかなっているというのは、こうした根拠による。

迷ったら内科へ行け

それでも診療科目を決められない場合は、とりあえず内科を受診しよう。なぜなら内科は、〝何でも屋〟だからである。

内科と一口にいっても、次のように9つのサブ領域に分かれている。

◆消化器
◆循環器
◆呼吸器
◆腎臓
◆血液
◆神経
◆内分泌・代謝
◆アレルギー・膠原病《こうげんびょう》
◆感染症

内科医であれば、これらのサブ領域に該当する病気をひととおり診られるということなのである。実際、ほとんどの病気がこのなかに該当する。

読者のなかには、「診療科目に迷ったら、大病院の総合診療科を受診しなさい」と新聞や雑誌で見かけた方も多いと思う。いまでは大学病院をはじめとするほとんどの大病院で、総合診療科という部門を開設している。それはどういうものなのだろう。

総合診療科は大病院などで、どの科目を受診したらいいのか分からない患者が最初にかかる科目である。経験豊富なジェネラリストの医師がおり、個々の患者に適した専門科目を決めてくれる。その〝ジェネラリストの医師〟というのが、やはり内科医である。行き先が分からない患者を、内科医が診察して交通整理していると思えばいい。

総合診療科に回されるのは、大半が紹介状を持たない患者である。

国の政策によって、大病院は紹介患者を優先するようになってきている。診療所や中小病院から紹介された患者を優先的に治療し、専門的治療が終わればもとの診療所や中小病院に戻すというふうに、役割が分けられているのである。

紹介状を持ってくる患者は、すでにある程度の診断がついているため、総合診療科には回されず、そのまま専門科目に直行する。

しかし、なかにはいきなり大病院を受診してくる患者もいる。総合診療科に回されるのは、主にそういう人たちである。

総合診療科で診察して専門的な検査や治療が必要と判断されれば、それぞれの専門科目に回してもらえる。しかし軽症と判断されると、そこで簡単な検査や治療を済ませてしまう。

つまり、総合診療科は、大病院のなかにある内科診療所のようなものと思えばいい。

ただし軽症患者に対して、「次回からは近所の診療所に行ってください」ということがある。最近では、はっきりとそういう病院が増えてきた。総合診療科は大病院の関所でもあるわけだ。

それだったら何も大病院に行かずに、近所の内科診療所に行ったほうがいい。軽症だからといって追い返される心配はないし、仮に重症だったら大病院に紹介してもらえるのだから。

「迷ったら近所の内科を受診しなさい」というのは、そういうことなのである。

複数のニーズに合った病院を探すときには

本当に難しいのは、複数のニーズに合った病院を探すことだ。たとえば家族全員のニーズを満たす病院を探すのはかなり厄介である。高齢者向けの病院を探すのも難しい。なぜなら、お年寄りは複数の病気を抱え込んでいる場合が多いからである。

若い人の病気は、たいてい1種類のみである。

第1章で紹介した登場人物のうち、京都市在住の主婦、藤井優子さんの長女、真理ちゃんは喘息である。もちろん、ときにはけがをしたりもするだろう。しかし、基本的には喘息のみを注意していればいい。

長男の隆くんは、アトピー性皮膚炎である。よく風邪を引いたり下痢をしたりするといっても、いずれも一過性のもの。盲腸の手術を受けたといっても、やはり一過性の病気に過ぎない。アトピーさえ気をつけていればいい。

しかし、この2人の子供を1ヵ所の病院で診てもらおうと思うと、話は違ってくる。長女のほうは喘息（小児科、内科、呼吸器科など）、長男はアトピー性皮膚炎（皮膚科）である。そのため、佐賀県に住んでいたときは、小児科と皮膚科の両方がある病院に通っていた。

さらに藤井さん本人が、子宮がんの定期的な検診を受けたいと思っている。それは婦人科ないし産婦人科だろう。それらすべての科目が揃っている診療所や中小病院が、近所で見つかるだろうか。

名古屋市在住のサラリーマン、田中光一さんは糖尿病、高血圧、脂質異常症の生活習慣病三重奏の疑いがある。これだけなら、普通の内科でいい。内科・循環器科の2科目があるところならベターである。

問題は母親のほうだ。やはり糖尿病、高血圧、脂質異常症の既往症を持っている。それに加えて脳梗塞の麻痺が残っている。しかも白内障だ。

リハビリのほうはリハビリテーション科や整形外科。白内障は眼科だ。それぞれ別の病院に通わなければならないのだろうか。それとも全部揃っている病院で診てもらったほうがいいのだろうか。

高齢者の場合、このような問題がしばしば生じる。

田中さんの母親はまだいいほうで、人によってはこれに人工透析が加わったり、難聴の治療が加わったりで、大変なことになってくる。実際、お年寄りのなかにはほとんど日課のように近所の病院をハシゴする人が大勢いる。なかには通院が娯楽というような人もいるが、多くの場合は必要だからそうしているのである。

田中さん自身はまだ会社勤めをしているから、平日にお母さんを病院に連れていくのは奥さんの仕事になる。幸いなことに快《こころよ》く引き受けてはくれたが、本当に大丈夫だろうか。というのは、奥さんはクルマの運転免許を持っていない。そうすると、タクシーを使うことになるのだろうか。あまり遠くでは、タクシー代もバカにならない。そういうことまで考えて病院選びをしなければならない。

診療科目の組み合わせが大切

藤井さんや田中さんのニーズを満たすには、やはり大病院ということになってしまうのだろうか。

だが、大病院には大病院の事情がある。

国の政策によって、大病院と中小病院や診療所の役割分担が決まっていることは何度も述べた。大病院は急性期の重症患者、中小病院や診療所は軽症患者や慢性疾患の患者、というように色分けされている。

なるほど藤井さんのところは長女が小児科（ないし呼吸器科）、長男が皮膚科、本人が産婦人科というようにニーズが分かれているが、いずれも重症とはいえない。それに藤井さん本人は病気ではなく、あくまでも検診を受けたいということだ。

田中さんのお母さんの場合はもっと重症なので、大病院で診てくれる可能性が高い。しかし、通院の交通手段まで考えて選ばないといけない。しかも1回限りの話ではなく、これから先、何年間にもわたって通院し続けるのである。

大病院というところは、決して楽なものではない。とくに複数の科目にわたって受診する人は、大病院のなかを行ったり来たりすることになる。

たとえば田中さんのお母さんの場合、今日は眼科の検査だから検査室のほうに行ってください、来週の水曜はリハビリの日だからリハビリ科の予約を入れておいてください、糖尿病の検査はそちらに行ってください、先月の検査結果が内科に届いていますから、来週のリハビリの日についでに寄って説明を受けてください、そのための予約を今日中に入れておいてください……と、気の休まるヒマもない。

しかも、予約なんてあってないようなもの。10時に検査の予約を入れておいたのに結局1時間半も待たされた、というような話はいくらでもある。下手をすると、通院そのものが一日仕事になってしまう。

だからこそ、家の近所でなんでもやってくれるありふれた病院を探しましょう、ということだったはずだ。

では、どうしたらいいのか。

大切なのは、診療科目の組み合わせである。

ちょっと注意深い人なら、街中の小さな診療所でも看板に複数の診療科目を並べていることをご存じのはずだ。それを思い浮かべていただきたい。

「○○クリニック　内科・小児科・呼吸器科」

「△△医院　産婦人科・皮膚科・内科」

「××診療所　整形外科・内科・リハビリ科」

といった具合である。

ありふれた病院を探すうえで、実はこのような診療科目の組み合わせが重要なのだ。

では、どのような組み合わせがいいのだろうか。

第6章で詳しく見ていくが、日本人の病気のパターンはだいたい決まっている。しかも、年齢に応じて変化する。

子どもはもともと風邪、喘息、下痢、アトピー性皮膚炎などが多い。そのため普通の小児科医であれば、これらの病気をすべて扱うことができる。しかし、喘息やアトピーなどはアレルギー性疾患なので、「小児科・アレルギー科」という組み合わせがベストになる。

10代後半から30代までは、風邪や下痢以外に目立った病気はなくなる。医者にかかる機会もぐっと減ってくる。だから普通の内科医院で、たいがいの用は足りてしまう。多少専門性を求めるのであれば、「内科・呼吸器科」や、「内科・消化器科」という組み合わせのところを探せばいい。

その他の病気の場合は、Ｐ55の表④を参考にして決めるといい。たとえばアトピー性皮膚炎で受診するとすれば、「皮膚科・アレルギー科」、花粉症をお持ちの方は、「耳鼻科（耳鼻咽喉科）・アレルギー科」といった具合である。

40代、50代になると、生活習慣病が気になってくる。高血圧、脂質異常症、糖尿病、痛風などである。これらは普通の内科で十分だが、少し気になる方は、「内科・循環器科」という組み合わせを選ぼう。また胃炎、胃潰瘍、十二指腸潰瘍などになったら、「内科・消化器科」が基本である。

ストレス性の体調不良やうつ病などは、心療内科を中心とした組み合わせが有効だ。「心療内科、内科、消化器科」とか、「心療内科、神経科」などである。

女性の更年期障害だったら、「婦人科（または産婦人科）、内科」といった組み合わせのところがいい。

では、がん検診は？

その場合は、外科を中心とした組み合わせが有力なのである。「外科・消化器科」であるとか、「外科・呼吸器科」などである。

小さな診療所でも、「外科」と書いてあれば、そこにいるのは外科医である。もともと病院の外科に勤務していた人が開業したのだ。しかし、外科だけではあまり患者が集まらない。そのため外科医の多くは、内科や消化器科なども看板に掲げるのである。

外科医は、内科系の科目だって十分にこなせる。なにしろ他人のお腹や胸を切れるくらいなのだから、内科的な診断や治療はできて当然。しかも本格的な手術で一番多いのが、胃がん、肺がん、大腸がん、乳がんなどである。つまり外科医はがんの専門家でもあるわけだ。だから、がんが心配な人はこれらの組み合わせのところを探せばいい。

具体的には、「外科・消化器科」なら胃がんや大腸がん、肝臓がんなどの検診にもってこいである。「外科・呼吸器科」という組み合わせなら肺がんや食道がん、乳がんなどがバッチリだ。肺と乳腺は場所が近いから、呼吸器外科出身の医師ならどちらも診られるのである。また、「外科・産婦人科」であれば子宮がんや卵巣がん、「外科・泌尿器科」なら腎臓・膀胱・前立腺がんといった具合だ。

難しいのは、複数の病気を抱えている高齢者である。そのため、どの症状に重点を置くかで科目の組み合わせも変わってくる。

腰や手足の関節が痛むのであれば、整形外科ということになる。加えて、高血圧や糖尿病を持っている場合は、「整形外科・内科」という組み合わせのところを選ぼう。昔はこんな組み合わせはお目にかかれなかったのだが、最近ではかなり増えてきた。この組み合わせの診療所を見かけたら、高齢者御用達《ごようたし》だと思っていい。

似たようなものには、「整形外科・リハビリ科」「整形外科・脳神経外科」「脳神経外科・内科」といった組み合わせがある。いずれも脳梗塞などの予防やリハビリをメインに行っている病院だ。

これに「皮膚科」が加わると、寝たきり老人の訪問診療もやってくれる病院になる。なぜなら、寝たきり患者は床ずれを起こしやすい。それは皮膚科の領分だ。しかし、寝たきりなので通院は難しい。そのため訪問診療の必要がある、というわけである。

「内科・眼科」という組み合わせもある。これも高齢者御用達だ。というのは、高血圧や糖尿病が長引くと、眼の網膜に障害が出てくるからである。そのため、これらの病気の診察には、眼底検査が欠かせない。眼底検査は眼科に行ってくださいというのでは、あまりにも不親切である。そこで全部まとめてやってしまおうというわけである。

こうした組み合わせには、もっと複雑なものもある。しかし以上の基本さえ理解しておけば、さほど難しくはない。

たとえば、「内科・循環器科・眼科・リハビリ科」とあったとしよう。

すぐにお分かりだろう。この病院は三大生活習慣病（高血圧・糖尿病・脂質異常症）の治療に適しており、しかも眼底検査もやってくれる。さらに脳梗塞や脳出血になってしまった場合のリハビリもきちんと行ってくれる。そういう病院である。

では、「内科・外科・呼吸器科・消化器科」はどうだろうか。

こちらはいま述べたように外科医がいて、小さな傷や骨折から内科全般の診療まで、なんでもひととおりやってくれる。しかも、肺がんや胃がん、大腸がん、乳がんなどの検診も行ってくれるという病院だ。

3人に適した診療科目は？

さて、以上の知識に基づいて、3人の登場人物に適した診療科目の組み合わせを考えてみよう。

最初は大手町勤務の管理職サラリーマン、伊藤敦さん（48歳）である。伊藤さんのニーズはピロリ菌の除去と、血圧・尿酸値である。

ピロリ菌は胃のなかに寄生しているので、これの除去には消化器科を選択する必要がある。

一方、高血圧は内科や循環器科がいい。もっとも伊藤さんは高血圧といってもそんなに高いわけではない。

上が150、下が95。これ位であれば、薬は処方せず、生活習慣の改善で様子を見ましょうという段階だ。タバコを減らし、体重を5kgくらい減量するだけで正常値に戻るかもしれない。あるいは、たまたま仕事のストレスが溜まっていただけなのかもしれない。ストレスから解放されれば一気にストンと下がってしまうこともあり得る。

尿酸値は7・5だが、痛風発作を起こすほどには高くない。これも毎晩お酒を飲んでいるのが原因かもしれない。お酒を減らせばたちまち正常値に戻るかもしれないのである。

いずれにしても、伊藤さんはまだまだ軽症だ。「内科・消化器科」と書いてある診療所で十分だ。もしも万全を期したいというのであれば、「内科・消化器科・循環器科」の3科目を標榜しているところを探してみよう。さらにどうしても胃がんが心配なら、これに外科を加えた組み合わせがベストということになる。

京都の藤井優子さんの場合は、もう少し複雑だ。しかし前述したように、2人の子どもは普通の小児科診療所で大丈夫。「小児科・アレルギー科」の2科目を標榜しているところを選べばさらに安心である。

　では、藤井さん本人の子宮がん検診はどうか。

　実は、全国どの自治体でも住民サービスとして毎年がん検診を実施している。そのなかに、子宮がんの検診も含まれている。

　もちろん藤井さんが住んでいる京都市でもやっており、子宮がんの検診は20歳以上が対象になっている（全国どこでも子宮がん検診は20歳以上が対象。ただし、隔年）。だから藤井さんもそれを受ければいい。わざわざ自分で病院を探して受ける必要はないのである。

　最後に、名古屋の田中さんである。

　田中さんのお母さんの第一のニーズは脳梗塞のリハビリである。それにはリハビリ科か整形外科を選ぶ必要がある。

　第二のニーズは、糖尿病、高血圧、脂質異常症の治療である。それには内科がいい。脳神経外科でもいい。脳神経外科は脳梗塞の再発予防のための治療に長けているから、むしろこちらのほうがいいかもしれない。

　田中さん本人も血糖値や中性脂肪に問題があって、脳梗塞を心配しているが、やはり同じ科目を選べばいい。

第三のニーズは白内障である。これは眼科で診てもらう必要がある。

まとめると、

（リハビリ科または整形外科）×（内科または脳神経外科）×眼科

ということになる。

しかし、普通の診療所でこの組み合わせは、さすがに厳しい。

先述したように、内科・眼科という組み合わせの診療所はずいぶん増えている。また整形外科・内科という組み合わせのところもたくさんある。ところがこの3つが揃っている診療所となると、まだまだ少ないのである。

そこで考えられるのは、眼科を別にして探すことである。眼科に関しては、将来白内障の手術が必要になる。やはり専門のところを選んだほうがいい。つまり2ヵ所に通院ということになる。高齢者の場合、複数の病気を持っている人が多いので、ひとつの診療所ですべて済ませるということは難しいのである。

しかし2ヵ所に通院するのは面倒、1ヵ所で済ませたいというのであれば、これらすべての科目が揃っている中小病院を探してみるのもいい。この程度の組み合わせなら、さほど苦労せずに見つかるはずである。

それから、田中さん本人とお母さんが同じ病院に行くか、別々の病院に行くかという問題もある。田中さんはサラリーマンだから、会社の近くの病院のほうが通いやすいかもしれない。しかしあと3年で定年（現在57歳）ということを考えると、家の近所のほうがいいのではなかろうか。

そういうことをあれこれ考えた結果、田中さんは母親と同じ病院に行くことにした。会社の仕事はもうそんなに忙しくないし、月に1回くらい年休を取って病院に行ったとしても、うるさいことは言われない。それに自分の通院のときに母親も一緒に連れていけば、親孝行になるし奥さん孝行にもなる。だから同じところのほうがいいと考えたわけである。

というわけで、おおよその方針が決まった。次はいよいよこの方針に合った病院を探すことにしよう。

第3章

自分に合った病院の見つけ方

病院検索サイトの種類

前章で診療科目が決まったので、そろそろ病院探しの実践を始めよう。第1章でも書いたように、病院探し、とりわけありふれた、マスコミにも登場しないような病院を探すにはインターネットが適している。

10年ほど前までは、インターネットで病院を探す人は少なかった。そもそもホームページを持っている病院が少なかったのだから、当然といえば当然だ。本格的に普及してきたのは2000年以降のことである。それに伴って、さまざまな病院検索サイトが作られてきた。ところが便利なツールであるにもかかわらず、それを利用する人は多くない。大半の人は、その存在すら知らないのだ。

病院検索サイトの多くは民間会社が開発し運営しているものである。しかし、都道府県など地方自治体や医師会・歯科医師会などが運営しているものもある。

民間会社の検索サイトは全国対応になっているものが多い。つまり、全国の病院を探すことができる。それに対して都道府県のものはそのエリア内の病院のみである。

医師会は全国組織の日本医師会、その下に都道府県医師会、さらにその下に市区町

表⑤　民間会社の代表的な病院検索サイトとURL

名称	URL
全国10万件以上のお医者さんガイド	http://www.10man-doc.co.jp/
MEDWEB	http://medweb.jp/
病院検索JAPAN	http://www.zero-dr.jp/
My Clinic	http://www.myclinic.ne.jp/
ニュートンドクター	http://www.newton-doctor.com/
ドクター・ナビ	http://www.doctor-navi.com/

村単位で組織される地域医師会という具合に三層構造になっている。検索サイトを作っているのは地域医師会レベルでのことが多い。

歯科医師会も同じように三層構造になっていて、やはり検索サイトは地域歯科医師会ごとに作っている。

そのため医師会や歯科医師会のものは、その市区町村しかカバーしていない。隣接する地域まで含めて探そうとすると、いささか不便である。

どんな検索サイトがあるか、民間会社の代表的なサイトを上の表⑤にまとめておいた。まだまだたくさんあるが、使い方は似たり寄ったりである。どれかの使い方を覚えれば、他のものも使いこなせるようになる。

使い方の手順は次のようなものだ。

（1）　都道府県を選ぶ
（2）　市区町村を選ぶ
（3）　診療科目を選ぶ
（4）　診療曜日・時間等を選ぶ
（5）　検索実行

ほとんどの検索サイトがこの手順である。

もっとも言葉でこう述べてもなんだか分かりにくい。

そこでまず、民間が運営する検索サイトの代表格である、『全国10万件以上のお医者さんガイド』の使い方を見てみよう。

『全国10万件以上のお医者さんガイド』の使い方

早速、『全国10万件以上のお医者さんガイド』にアクセスしてみよう。お使いのインターネット・ブラウザにＵＲＬを打ち込むと、トップページが現れる。

使い方はシンプルだ。

まずトップページのなかから、調べたい都道府県を選択する。するとさらに市・区・郡を選択するように聞いてくる。

自宅か、職場のあるところをひとつ選んで、次に診療科目を選択する。そして、調べたい診療科目を1種類だけ選ぶ。すると、対応する医療機関のリストが表示される。リストには、各医療機関の簡単な説明が載っている。それぞれのホームページにリンクが張られているので、そちらに簡単に移動することができる。

パソコンをお使いの方には説明不要なほど、操作は簡単である。

しかし、いまの検索では市・区・郡をひとつしか選べなかった。診療科目も1種類だけ。もっと詳しく検索をしたい場合はどうしたらいいのだろうか。

そんなときは、「詳しい条件で検索」というところをクリックするといい。「市・区・郡」については好きなだけ複数を選択することができる。

診療科目はいくつでも選択可能である。

注意点は、複数選択にする場合「いずれか」と「全て」のどちらかを選ばないといけないという点である。

たとえば内科、呼吸器科、循環器科の3科目を標榜している病院を探すとしよう。

そのときに、この3科目を選んで、「いずれか」で検索してしまうと、これら3科目のどれかを持っている医療機関がすべて選ばれてしまう。「内科」だけでも「内科・呼吸器科」でも「小児科・呼吸器科・産婦人科」でも、とにかくこの3つのうちどれかが含まれるものはすべて拾ってきてしまうわけである。

だから通常は、「全て」のほうを選択しておこう。こうしておけば、これら3科目をすべて標榜している病院だけが選ばれる。

もうひとつの機能として、「診療時間」という項目がある。受診したい曜日と時間を入力すると、その日時にやっている医療機関のみが絞られてくる。とくに希望日時がなければ、入力しなくてもいい。

試しに京都在住の主婦、藤井優子さんの場合を例にして検索してみよう。

まず都道府県としては京都府を選択する。次に「詳しい条件で検索」をクリックすると、次に「市・区・郡」である。

藤井さんとしては同じ京都市内であれば、多少遠くても構わないと考えているので、京都市のすべての区を選択してみる。

診療科目は、小児科とアレルギー科である。もちろん、「全て」の選択を忘れてはいけない。

最後に受診希望日時である。

長女のほうは喘息が安定しているので、そう頻繁に通院する必要はないだろう。長男もアトピーといってもあまり重症ではない。平日に病院通いで学校を休ませたくはない。できれば土日のほうがいい。

そこで、仮に土曜日の10時00分として、「検索する」をクリックしてみると、候補の病院の一覧表が提示されるのである。

なお、一覧表に載っている病院のなかには、その病院のホームページにリンクが張ってある場合とそうでない場合がある。というのはサイト運営会社では、リンクを張ることによって病院側から登録料を受け取っているからである。契約していない病院のホームページにはリンクを張らないということだ。

ただしリンクが張っていなくても、ホームページを持っている病院はたくさんある。すでに病院名が分かっているのだから、簡単に検索できるはずだ。

さて、検索の結果、京都市内で小児科とアレルギー科が両方とも揃っている病院は少ないことが分かった。このなかから選んでもいいのだが、もう少し候補を増やしてみたい。

そういう場合はどうしたらいいのだろうか。

たとえば、診療科目を減らしてみるといい。藤井さんの場合は小児科とアレルギー科の両方を標榜している診療所を探そうとしたのだが、小児科のみでも藤井さんのニーズに応えることができる。

そこでアレルギー科をやめて小児科だけで検索しなおしてみると……?

今度は数が多すぎて選べない。

それでは「市・区・郡」のなかから遠いところをやめにして……、というような試行錯誤を何回かやっているうちに、だんだんと絞れてきた。

このようなことは、実際の検索でもしばしば必要になる。条件を緩めたり厳しくしたりしながら、自分に合った病院の候補を絞り込むわけである。作業はマウスのクリックだけで済むし、検索はあっという間に終わってしまうから、さほど面倒なことではない。ほんの5分か10分もあれば済んでしまうはずだ。

藤井さんもそういうことを繰り返しながら、左ページ表⑥の5つの病院を候補に選んだのだった。

表⑥ 藤井さんが子どもたちのために選んだ候補病院

病院名	診療科目	交通手段
○○クリニック	内科・小児科	徒歩5分
□□医院	内科・小児科・外科	徒歩8分
△△診療所	小児科・アレルギー科	バスで10分
●●医院	内科・小児科・アレルギー科	バスで10分
◆◆クリニック	小児科・アレルギー科	バスで15分

ちなみに病院探しをする際には、この表に示したように、家からの交通手段と時間をよく考慮しなければいけない。ここがいい、と思った病院でも、遠すぎては通うのが大変だ。徒歩で行けるのか。自転車で通うのか。それとも公共交通機関か。

もちろんクルマという選択肢もあるし、子どもやお年寄りを病院に連れていくためにはクルマが一番便利かもしれない。ただし、都心では駐車場がない病院も少なくないので注意が必要だ。

藤井さんもそういう点に気をつけながら候補を選んだ。京都市内は狭くて駐車場が見つからないことが少なくない。そこで徒歩ないしバスで通えるところを選んだのである。

最終的にはこれら5つの病院のなかからひとつを選ぶわけだが、それは後ほどということにしよう。

医師会ホームページの利点

『全国10万件以上のお医者さんガイド』からは地域医師会のホームページにリンクが張ってあるので、簡単に移動することができる。

「『全国10万件以上のお医者さんガイド』さえ使えれば地域医師会のホームページなんて見る必要はない」

そうお考えになるかもしれない。

しかし、そうでもない。医師会ホームページには、民間の病院検索サイトには載っていないような地域医療サービスの情報が掲載されているからだ。

とくに住民健診の情報が掲載されているので、主婦や自営業者の方は自分の地域の医師会ホームページを普段からときどきチェックしておくといい。あるいは予防接種の情報も地域医師会のホームページに載っている。子どもの予防接種やお年寄りのインフルエンザワクチンなどの情報である。

また地域医師会のなかには、夜間や休日の診療を輪番制で行っているところが多い。その情報も医師会ホームページに載っている。

病院の地図や検索画面が用意されているものも多い。もちろん、その市区町村内の病院しか載っていないが、自分が住んでいる市区町村にどんな病院があるのか一目で分かるので、結構便利だ。

そのリンクは、お医者さんガイドの「かんたん検索」画面に載っている。病院を探したい都道府県をクリックすると出てくる画面の右に「休日夜間診療ガイド」と書いてある。その下に小さな字で「各医師会サイトに案内があります」と書かれていて、プルダウンメニューが載っている。そこを開くとそれぞれの都道府県の地域医師会の一覧が表示されるので、自分が見たいところを選択する。そうすると自動的にそのページが表示されるという仕組みである。

もう少し便利な病院検索サイト

『全国10万件以上のお医者さんガイド』はシンプルで使いやすいが、自宅と病院との位置関係が視覚的に分かりにくい。病院の住所しか出てこないからである。

そこで、自宅を中心にした病院の地図を表示してくれる病院検索サイトが、いくつか作られているのである。

なかでもとくに出来がいいのが、東京都が運営する『ひまわり』という名前のシステムだ（http://www.himawari.metro.tokyo.jp/qq/qq13tomnlt.asp）。

次はこれを使ってみよう。東京都のシステムなので東京の病院しか載っていないが、他に福島県などでも同じ機能の検索サイトを作っている。

大手町にある会社勤務の管理職サラリーマン、伊藤敦さんは会社周辺の病院を探しているので、伊藤さんを例にして検索を行ってみる。

そこで一番はじめに「住所登録」をクリックする。ここで、自宅や職場などの郵便番号を入力する。あるいは画面に表示されている地図を使って住所を入力しても構わない。

伊藤さんの会社は東京都千代田区大手町である。郵便番号１００－０００４だ。「次へ」をクリックすると、郵便番号に対応するエリアを中心にした地図が表示される。

地図の右脇に「登録名」を入力するための枠がある。ここに適当な登録名、たとえば「会社」と入力しておこう。これでＳｔｅｐ１は終了である。「登録」をクリックすると、再びトップページに戻るので、今度は「医療機関をさがす」の「自宅や勤務先などの近くの医療機関をさがす」を選ぶ。そして「住所で探す」をクリックする。そうすると、先ほど登録した住所（会社）で検索を行うかどうかを聞いてくる。そのまま、「次へ」をクリックする。そこで診察の曜日と診療科目を入力。『全国10万件以上のお医者さんガイド』とだいたい同じである。

伊藤さんは平日、仕事の合間に受診したいと思っているので、仮に曜日は水曜日としておこう。

診療科目は第2章で説明したように、内科である。あるいは内科、循環器科、消化器科の3科目となる。ただし『ひまわり』の場合は複数の科目を選択すると、自動的に「ｏｒ」として検索されてしまう。つまり、これら3科目のうちどれかひとつでも標榜している病院をぜんぶ拾ってきてしまう。その点で、まだ改良の余地がありそうだ。

とりあえず「内科」1科目だけを選んで、「検索」をクリックしよう。

医療機関情報の表が表示されるが、表の上に「地図表示」というボタンがある。これがこのシステムの一番のキモである。

試しにクリックしてみると……。

表⑦　伊藤さんが選んだ候補病院

病院名	診療科目	交通手段
@@クリニック	内科・消化器科・循環器科・呼吸器科・泌尿器科	会社から徒歩３分
東京★★診療所	内科・消化器科・循環器科・肛門科・整形外科・アレルギー科	会社から徒歩５分
大手町◎◎医院	内科・消化器科・循環器科・呼吸器科・産婦人科・人工透析	会社から徒歩10分

伊藤さんの会社を中心とした病院地図が表示される。検索で選ばれた病院が、会社から近い順に全部で20ヵ所、表示される。地図の右には対応する病院名が表示されているわけだが、クリックすると、その病院に関する詳しい情報が表示されるので、そちらのほうも確認しておこう。

一通り検索してみて、伊藤さんは会社からすぐのビル内に入っている診療所を3ヵ所ピックアップしてみた（上の表⑦）。いずれも内科・循環器科・消化器科の3科目を標榜しているので大丈夫だ。伊藤さんはこの3つからどれかを選ぶことにした（※各ホームページの操作方法は更新される場合があります）。

タウンページで探す

このようにインターネットを使うと自宅や職場の近所の病院をあっという間に探し出すことができる。しかし、読者のなかにはインターネットをお使いでない方もいるかもしれない。

しかし、がっかりすることはない。

第1章で少し触れたように、NTTのタウンページ、あの分厚い電話帳を使えばいいのである。すでにインターネットをお使いの方も、ちょっとだけタウンページを開いてみてほしい。紙メディアにもそれなりのよさがあると思うはずだ。手でパラパラとページがめくれるのが紙の大きな長所なのである。それに情報量が少ないということが、逆にメリットになることもある。不必要な情報に振り回されることがなくなるからだ。

いずれにしてもタウンページで病院探しは十分に可能である。

ではどうやるか。

名古屋市在住のサラリーマン、田中光一さんは自宅でインターネットを使っていないので、彼を例にして早速やってみよう。

手順は、まったくもって簡単である。タウンページの「病院・医院」のところを開くだけだからだ。

地元の地図を手元に用意しておくといいだろう。最近では近所のコンビニなどで、その地域のコンパクトな地図が売られている。そういうもののなかから適当にひとつ選んで買っておこう。タウンページの病院広告には住所しか載っていないということが往々にしてあるので、別に用意する必要があるのだ。

タウンページでは、まず病院、次に診療所の順で広告が掲載されることが多い。診療所は診療科目ごとに分かれている。アレルギー科、胃腸科・消化器科、眼科、外科……というようにアイウエオ順である。

もちろん診療所といっても何科目も標榜しているのだが、ここでの分類はメインとなっている診療科目、つまり広告主本人がメインと考えている診療科目に従っている。

たとえば「内科・外科・小児科」の3科目を標榜している診療所が、小児科の分類に入っていたとしよう。そうするとこの病院は小児科をメインにしているということになる。あるいは小児科の患者にいちばん来てもらいたいということを意味している、というわけである。

それでは田中光一さんのケースである。

田中さん本人は内科、母親のほうは、(リハビリ科または整形外科)×(内科また

表⑧　田中さんが選んだ候補病院

病院名	診療科目	交通手段
ＡＡ病院	内科・循環器科・消化器科・整形外科・脳神経外科・リハビリテーション科・眼科・耳鼻咽喉科・歯科	クルマで5分
ＢＢ診療所	整形外科・内科	クルマで5分
ＣＣクリニック	内科・整形外科・リハビリテーション科	クルマで10分
ＤＤ医院	内科・眼科・神経科	クルマですぐ
ＥＥ眼科	眼科	クルマですぐ

は脳神経外科）×眼科というニーズである。田中さん本人は脳神経外科でも構わない。

しかしすでに説明したとおり、この組み合わせの診療所は滅多にない。眼科を別にするか、全部揃っている病院を探すかである。

そこでまず病院のほうをずっと眺めていくと、家からクルマで5分以内のところに適当な病院があった。診療科目は内科・循環器科・消化器科・整形外科・脳神経外科・リハビリテーション科・眼科・耳鼻咽喉科・歯科というようにひととおり揃っている。ベッド数は60床ほど。候補として考えておこう。

次に診療所のほうを調べていくと、クルマで5分以内のところに、いくつか見つかった。結局、田中さんが選び出した候補は上の表⑧のようになった。

とりあえずいまのところはここまででいい。このなかから最終的にどれを選ぶか、その選び方は次章以降で説明していくことになる。

第4章

お医者さんのプロフィールの見方

診療所を選ぶ＝お医者さんを選ぶ

第2章で診療科目を選び、第3章で目的の病院の候補をピックアップするところまで来た。そのなかからエイヤと適当に決めてしまってもいいのだが、できれば自分の気に入った病院を選びたいところだ。

それに診療科目で絞ったといっても、候補がいくつも出てくることがある。とりわけ都会には医療機関が多いので、もしかすると10ヵ所も20ヵ所も候補が見つかることだってある。そのなかから選ぶのである。どうすればいいのだろうか。

実は診療所や中小病院を選ぶのは、医者個人を選ぶことと同じなのである。診療所は医者が1人、せいぜい3人くらいである。中小病院ではもっと大勢いるが、科目ごとに見れば、やはり1人からせいぜい3人だ。だから患者側で医者を選べるのである。

大病院ではそうはいかない。医師は大勢いる。極論すれば、誰に当たるかはその日の運次第ということになる。

「そんなことはない。大病院だって外来担当は曜日ごとに決まっている。医者を選べないことはない」

そういう意見もあるだろう。確かにそのとおりかもしれないが、外来担当はしばしば入れ替わる。大病院は若手の研修の場でもある。今月は外来担当だが、来月からは病棟勤務というようにローテーションが組まれている場合が多いのだ。

転職や異動も激しい。

昨日までお世話になっていた医師が、ある日突然いなくなってしまった、ということは大病院では当たり前のようにある。

その点、開業医には転勤がない。その場所で一生続けていく。また中小病院だったとしても、もともと医師が少ないので、外来と病棟のローテーションがない。多少の医師の出入りはあるが、大病院ほどには多くない。

つまり開業医や中小病院を選ぶということは、医師個人を選ぶことと一致する。なにしろありふれた病気を診てもらうのだ。どこに行っても治療内容はほとんど一緒。だとすれば、残っているのは個人的な相性しかない。同じ治療を受けるのであれば、気に入った医者に診てもらったほうがいいに決まっている。

そこで、病院ホームページを眺めてみようという話になる。先々お世話になるかもしれないパートナーがどんな人物か、ちょっと覗いてみようということだ。

ポイントは医師のプロフィール

読者のなかには、病院ホームページなど見たことがないという人が大勢いるかもしれない。

２００８年に厚生労働省が行った調査では、病院を選ぶ際にホームページを参考にしたという患者は、わずか３・７パーセントに過ぎなかった。そもそも病院がホームページを持っていることを知っている人が少ないし、ホームページを見るといっても、何をチェックすればいいのか分からない。

だが、心配することはない。いま述べたように、相手を知るのが目的なのである。見るべきものは医師のプロフィール。これだけで十分だ。

都合がいいことに、診療所や中小病院のホームページのほとんどが、院長先生やスタッフの自己紹介を載せている。彼らが普段扱っているのは、ありふれた病気ばかり。だから診療内容に大きな差がつくことはない。医療機器もありふれたものだし、内装もさほど代わり映えはしない。患者の〝集客力〟は、院長をはじめとするスタッフの経歴や人柄にかかっている。

なにしろ客商売だ。そういうことを彼らは患者以上によく心得ている。だからこそ、ホームページを使って個人をアピールしているのだ。

ところが、大病院ではこうはいかない。

大病院のホームページ作りは、実は大変な作業なのである。各科の調整を図りながら載せる情報を決めていかなければならない。どこかの診療科が突出するようだと、他の科の先生が必ず文句を言ってくる。診療内容についても一言一句まで細かくチェックされる。それは医学的に不適切だとか、正確さに欠けるとか、うるさい人が大勢いるからなかなか話がまとまらない。

その結果、ごくありきたりのホームページに落ち着いてしまう。ありきたりでない病院のほうがありきたりのホームページを拵《こしら》えてしまうのだから、ちょっとした皮肉である。見づらい上に、そこで働いている医師の姿が見えてこない。それに大病院は医師の出入りが激しいため、仮に細かいプロフィールを載せたとしても、すぐにその医師がいなくなってしまうこともある。

つまり大病院は個人を売りにしているのではなく、あくまでも組織を売りにしているのだ。組織としてのブランド力さえあれば、客（患者）は必ずついてくる。そういう戦略だ。

ホームページを眺めるという点では、診療所のほうがはるかにおもしろい。

◆院長先生は何歳か
◆どこの大学を卒業したのか
◆どの医局に属していたのか
◆どの病院に勤務していたのか

そういうことがしっかりと書いてある。思わず感心してしまうような経歴の持ち主も少なくない。もちろん院長以下スタッフたちの顔写真も載っている。

病院ホームページへのアクセスは、第3章で説明したとおりである。病院検索サイトで出てきた医療機関のリストから、リンクを辿ればすぐに移動できる。もしもリンクが張ってなかったとしても、すでに病院名が分かっているので、「Ｙａｈｏｏ！」や「Ｇｏｏｇｌｅ」で検索してみると見つかることも多い。

まず医師の年齢をチェックしよう

それでは、候補にあがった医療機関のホームページにアクセスしてみよう。診療所や中小病院はホームページにあまりお金をかけていないところも多いので、スタッフ自らの手作りというところも珍しくない。しかし、それはそれで案外味がある。稚拙なレイアウト、背景の色や模様の使い方などにも、なんとなく人柄が滲《にじ》み出るものだ。

大抵メニューのどこかに「院長挨拶《あいさつ》」という項目がある。そこをクリックすると院長先生の顔写真と挨拶文、そして略歴が載っている。挨拶文には、自分たちはどのような医療を実践しているのか、どんな病気を得意にしているのか、といったことも書かれている。だから、最初にここを読まなければならない。

医者の略歴には出身大学や以前勤めていた病院などが載っているが、出身大学はあまり問題ではない。有名大学を出たから信用できるとか、名の通っていない大学だから駄目だとかいうことはない。私が知っている医師のなかには、二流、三流とされる医学部を出た人も大勢いるが、臨床医として決して劣っていることはない。かといって一流大学出身者が、それを鼻にかけて威張っているということもない。皆ごく普通の医者である。

それよりも重要なのが医者の年齢だ。生年が書いてあればすぐに分かる。そうでなくても大学の卒業年度からだいたい推定できる。

医者の年齢は、なぜ重要か。

ここで私が言いたいのは、年齢が高いから経験豊富だとか若いから未熟だということではない。患者自身の年齢に合った医師かどうか、を言いたいのだ。年上であれ年下であれ、あまり年齢が離れすぎていると、コミュニケーションが取りづらい。

医者には定年がない。医師免許は2年ごとに更新手続きが必要だが、それさえやっていれば生涯有効である。そのため、上のほうは90歳を超える人もいる。若いほうは24歳が下限になる。医学部に現役合格し、留年しなければその年齢で卒業できる。

左の図⑨は、一般病院、大学病院、診療所の医師数を年齢別に分類したものだ。これを見れば分かるように、大学病院には、若い医師が大勢いる。一般病院は30代後半から40歳くらいまでがもっとも多い。40歳以上からは、独立するなどして開業医が多

図⑨　一般病院・大学病院・診療所の年齢別医師数

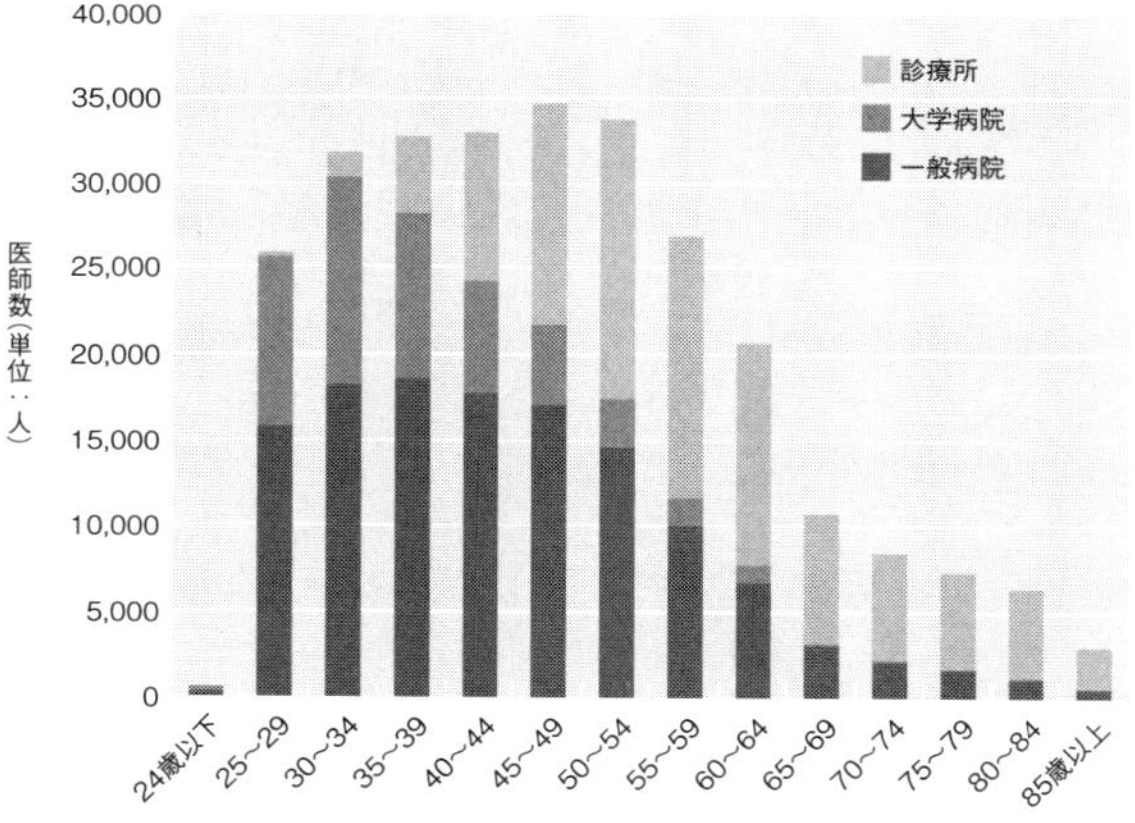

平成22年 医師・歯科医師・薬剤師調査（厚生労働省）より作成

くなってくる。こうした流れは昔からあるもので、今後もさほど変わらないだろう。

大学病院を受診すれば若い医師に当たる確率が非常に高いことが、このグラフから一目瞭然だ。一般病院を受診すればもう少し年齢の高い医師に当たる確率が上がるが、それでも30〜40代が中心ということになる。

ところが、生活習慣病、とりわけ三大疾病などは「老人病」と言い直したほうがいいくらい、高齢者に多い病気なのである。50歳以上の中高年を加えれば、患者の9割以上を占めている。

その年齢の人が、いくら病気とはい

え、自分よりはるかに年下の医者の言うことを素直に聞けるかどうか、という問題が必ず生じてくる。

しかも大学病院などは、若手に積極的に外来や入院患者を任せる傾向が強い。そのため、ベテランの医師に診てもらえる確率はさらに低くなる。80歳、90歳の患者を20代や30代前半の医師が担当するのである。孫に診てもらうようなもの。あるいは50代、60代の患者にとっては、息子や娘と同年齢だ。そういう自分よりもはるかに若い医師から、あれこれと指図されたり意見を言われれば、患者としても決して愉快ではないだろう。

医療といっても、所詮は人と人のつながりだ。ある程度年配の医師のほうが世慣れているということがある。また同年代なら、同じような価値観を共有していることが多い。とくに中高年以上の患者は、医師の年齢をあらかじめ確認しておく必要がある。

変わりつつある医者の男女比

年齢と同じくらい大切なのが医者の性別だ。とりわけ女性患者のなかには女医さんを希望するものが多い。異性に診られるのは恥ずかしいという病気も少なからずあるからである。

　それに女性特有の病気もある。それを男性の医師が診るのには、やはり限界がある。たとえば更年期障害などは、男性医師でも学問的な理解はできる。しかし感覚的に、あるいは心情的に、理解が困難な部分が出てくることがある。

　女性ばかりでなく、男性の患者にも同じことがいえる。

　私の友人のひとりに、いい歳をして夜の遊びが大好きというものがいる。海外出張の多い仕事をしており、渡航の際には思いきりハメを外す癖もある。

　そして案の定、怪しげな店に行って性病をもらってきた。淋病《りんびょう》である。

　いまどき淋病なんて絶滅したと思っている方もいるかもしれないが、このように海外でもらうケースが少なくないのだ。また最近では国内でも、淋病に限らず多くの性病が勢いを盛り返しつつある。

　で、運悪く（？）うつされてしまったこの友人は、性病科を受診するのが少し恥ずかしかったのだろう。泌尿器科を受診した。

ところが診察室に入ってみると、まだ30歳そこそこの、しかもかなり美人の女医さんがいたのだ。

泌尿器科はもともと男性患者が多く、そのため泌尿器科医も男性のほうが圧倒的に多い。まさか女医さんがやっているとは夢にも思わなかったと当人はいうのだが、無理もない話である。不意打ちを喰らったようなもので、緊張してその場から思わず逃げ出したくなったそうだ。

しかし、医者の男女比はこのところ急速に変わりつつあるのだ（P107図⑩）。女性の医師が急増しており、とりわけ30歳では32パーセントになる。3人に1人が女性である。だから、30歳そこそこの女医さんが泌尿器科をやっていても、いまでは少しも驚くに値しない。患者としてもそういう認識を持っておく必要がある。そうでないと、この友人のように泡を食うことになりかねない。

最近では医学部新入生の4割以上が、女子という大学もある。

だから男の患者としても、うかうかしてはいられない。泌尿器科に限らず、肛門科や性病科、消化器科の大腸内視鏡検査など、「うーん……」と考えさせられてしまうような科目や検査が他にいくらでもあるからだ。

図⑩　医師の年齢別・男女別人数　（単位：人）

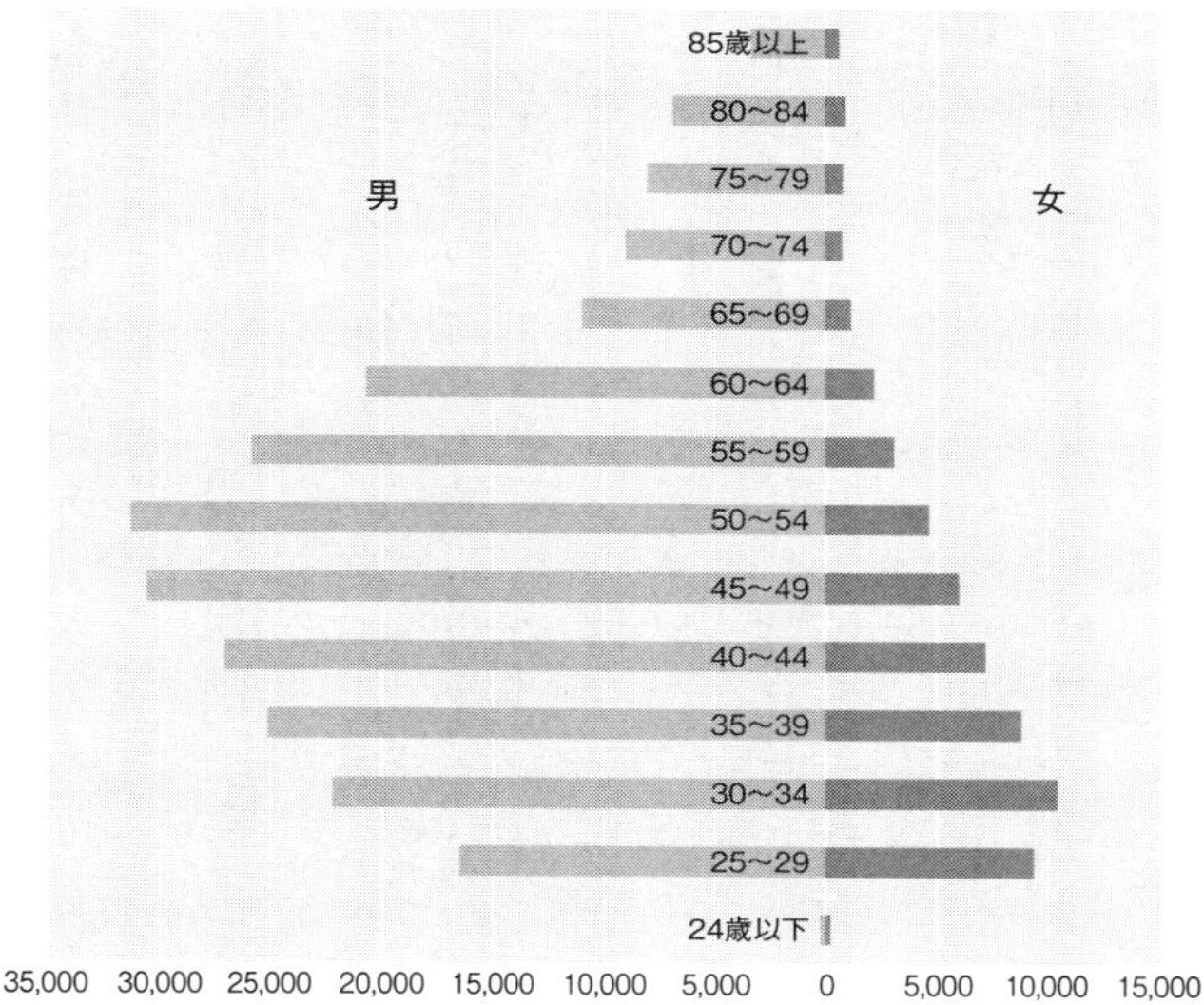

平成22年 医師・歯科医師・薬剤師調査（厚生労働省）より作成

こういうことがあるので、事前に相手の性別を調べておくほうがいい。

写真は割り引いて考えよ

診療所のホームページには、医師の顔写真が載っている。中小病院でも載っていることが多い。これも必ず見ておこう。写真1枚で相手の人物が分かるとは限らないし、写りの良し悪しもあるが、やはり印象は大切だ。

とはいえ、写真は必ずし

も真実ではない。とくに女性の医師では、写真と実物が10歳は違うのではないかということが往々にしてある。

最近では女性に限らず男性の医師でもそういうことがよくある。写真を見て「美人だ」とか「イケメン」とか思ったとしても、行ってみたらガッカリということがしばしばある。写真の印象の半分くらいに割り引きしておいたほうが無難ではある。

写真を見ていると、医者の体型などが気になることがある。たとえば、糖尿病や脂質異常症で受診する場合、相手の医師が太っているか痩せているか、ちょっと気になるではないか。そういう病気を扱っている医師が太っていると、「本当に大丈夫だろうか？」と少し心配になる。その反面、なんとなくホッとするところもある。

私の友人の医師たちは、太っているものが多い。まるで着ぐるみを着たような体型の内科医も何人かいる。しかも、それで糖尿病や脂質異常症が専門というのだから、困ったものだ。

太っている医師はたいてい、そうした生活習慣病に対して寛大だ。患者に対してあまり無理な注文は言わないし、それどころか「まだまだ大丈夫ですよ」が口癖だったりする場合もある。そのためか人気があって、患者から慕われている医師も多い。自分のことを棚に上げて「もっと体重を落とせ」とは、さすがに言いにくいのだろう。それに当人たちは「こういう体型になってはじめて患者の気持ちが分かるのだ」と、なんだか妙に説得力のある言い訳をしたりしている。

それに生活習慣病患者の大半は高齢者なのである。生活習慣病は一度かかると治り難い。治らないと諦めたほうがいいくらいである。仮に治るとしても、かなり長期間を要するものである。つまり高齢で生活習慣病になった場合、治るのが早いか寿命が尽きるのが早いかという話になってしまう。あれは食うな、これも食うな、酒も飲むなと、なんでも厳しく制限しても仕方がない。患者としても、医者からあれこれ細かいことを言われるよりも、「まだまだ大丈夫」と言ってもらったほうが長生きできそうな気がしてくるだろう。

一方、中年になっても筋トレをしたり食事に気をつけたりして理想的な体型を維持している医師のなかには、私の知る限り病気に対して厳しい考えの持ち主が多い。そのため、患者にも厳しい傾向にある。自分自身が自己管理を徹底しているのだから、他人にもそれができて当たり前という考え方なのだろう。そのため、すぐに「糖尿病は自己責任だ」というようなことを言ってしまったりするのである。言われる側にしてみれば、やはりちょっと辛い。

もちろん、そういう医者の言うとおりに頑張っていれば、たいていの生活習慣病が防げるし、改善できるに違いない。ただ、理想と現実の間には往々にして深い溝がある。言われたとおりに正しい生活習慣を実践できる患者は少ない。だから、こういう医者にかかりたいかどうかは、患者側の好みなのである。

小児科医にも太っている人が多い。痩せて目つきが鋭い医者よりも、丸々としている医者のほうが子どもに好かれるに違いない。親のほうもなんとなく安心できる。もっとも当人たちはそれを意識して太っているわけではない。いつの間にか太っちゃった。そういう人が多い。

「医者の不養生」という言葉があるように、どうもお医者さんのなかには自分の体型に無頓着《むとんちゃく》な人が多いようだ。あるいはちょっとした生活習慣病なら、自分で検査もできるし治せもするという自信のなせるわざかもしれない。

医師の経歴で重要なのは勤務歴

経歴もしっかりとチェックしておこう。

先ほど述べたように、出身大学はあまり重要ではない。以前は出身大学によって、いざというとき紹介してもらえる大学病院や系列病院が決まってしまう傾向が強かったが、そういう慣習は大分薄れている。というのは、10年ほど前から厚生労働省の指導によって、地域連携という仕組みが導入されるようになったからである。

地域連携とは、その地域の医療の中核となる大病院と、診療所や中小病院との間の協力関係である。診療所や中小病院で重症患者や難しい病気の患者が見つかると、中核病院に紹介する。また、初診で中核病院に来た軽症患者は逆に診療所や中小病院を紹介して、そちらに行ってもらう。あるいは中核病院でひととおりの治療が終わった患者を、やはり診療所や中小病院に紹介してそちらに行ってもらう。

病院の規模に見合った役割分担を決め、互いに連携しながら地域ごとに医療資源を効率的に利用しようという仕組みである。診療所や中核病院のホームページを見ると連携先の大病院が書かれているので、それも確認しておくといいだろう。

このように、医療機関は大学中心の関係から地域中心の関係に再編されつつある。そのため、医師の出身大学が昔ほど意味を持たなくなってきているのだ。

それよりも重要なのは、その医師がこれまでにどのような病院に勤務してきたかということ。

再びP103図⑨のグラフを見てみよう。このグラフは一般病院、大学病院、診療所の医師の年齢構成を示しているとともに、医師のライフサイクルを示している。つまり、医師は大学卒業後しばらく大学病院に勤務し、その後は一般病院に移り、そしてある程度の年齢に達すると独立開業するというのが一般的なパターンだ。

もちろん、いきなり一般病院に出て行く人もいるし、すぐに診療所の医師になる人もいる。あるいはいったん外に出て、何年か後に医学博士号を取得するために大学に戻ってくるというパターンもある。

若くして診療所勤務になる医師の多くは、親が開業医で、そこの〝若先生〟として戻るパターンである。それ以外では、一般病院勤務が長いか短いかが問題になる。

前にも書いたように、大学病院は医者が余り気味である。そのため、大学に残っている医師の多くがアルバイトに精を出すことになる。関連病院の夜勤の仕事などいくらでも転がっているし、中小病院の外来担当のアルバイトも多い。しかし所詮はアルバイトなので、雇う側としても重要な診療を任せるわけにはいかない。誰でもできそうな仕事ばかりやらせることになる。だから、大学病院勤務が長い医師は狭い専門分野以外は、腕があまり磨かれていないと思ったほうがいい。

一般病院で長年もまれてきた医師のほうが専門の幅が広い。患者への接し方も慣れている。一般病院の医師の人数は、患者当たりで大学病院の3分の1くらいである。言い方を換えれば、一般病院の医師は大学病院の3倍の患者を診なければならない。それだけ経験豊富なのである。

開業医の経歴を見ると、大病院の医長（会社の課長に相当する）や部長を務めてきたような人が大勢いることが分かる。あるいは中小病院の院長や副院長（もちろん雇われ院長・副院長だが）だった人も少なくない。

彼らが病院を辞めて開業医になる一番の理由は、病院には定年があるということだ。国公立病院は定年が決まっている。私立病院ははっきりとした定年はないところが多いが、やはりいつまでも勤めてはいられない。その病院の創業者一族でない限り、一生そこに留まるわけにはいかない。それだったら40代、50代の元気なうちに独立してしまおうと考える。あるいは親が開業医で、そこを継がなければならないという事情を持っている人もいる。

それに、病院の勤務医は我々の想像以上に激務なのだ。私が知っている勤務医の多くは、1週間に80時間以上、なかには100時間以上も仕事をしている。昼食を取る時間もままならないので、大抵の医師は一日2食で済ませている。なかには朝食も抜きで、夕飯だけという人もいた。一生続けていくには、かなり過酷な職業なのだ。

「大病院の医師は横柄で患者とろくに口をきかない」という話をよく聞くけれど、本当は睡眠不足と空腹でフラフラになっているからなのかもしれない。どこの病院でも、医師の控え室に行けば、休憩中の医師たちが本当にマグロのようになって、ソファーや床の上に転がって寝ている。並みの体力、気力ではやっていけない商売だ。

そんなこんなの理由から、ある程度の年齢に達すると、多くの医師が病院を去って独立していく。

しかしそれは見方を変えれば、ランキングに名を連ねているような病院で、まさにそのランキングを維持向上するために奮闘してきた医師たちが、続々と開業医になっているということでもある。つまりそういう開業医たちは、町医者とはいえ、重大な病気の診断も治療も十分に行えるだけの能力を身につけているわけである。

よく「診療所では手に負えない病気」という表現を使うが、彼らの技量からすれば、本当は十分に手に負える病気なのかもしれない。もしかすると大病院に残っている医師以上に手に負えるかもしれない。しかし、診療所と大病院では役割が違うし、設備やスタッフも違う。そういうこともすべてひっくるめて、「診療所では手に負えない」という表現を使っているにすぎないのである。

これから世話になるかもしれない医者がどのような病院で何年間働いてきたかを見ておくことは、その医師の腕前を判断するうえで欠かせない情報となるわけである。

病院の住所から特徴を見抜く

医者のプロフィールはたいていの病院のホームページに載っている。しかし、ホームページをまだ持っていない病院もある。それにインターネットをお使いでない方もおられるはずである。

その場合はどうすればいいのだろうか。

タウンページを見ればある程度のことが分かる。たとえば医師の性別などは、院長先生の名前を確認すれば容易に判断できるはずだ。

出身大学や職歴などが出ていることはほとんどないので、残念ながらタウンページでは分からない。

しかしちょっとした裏技で、その病院の特徴を読み取ることは可能だ。とりわけ診療所については有効な方法である。

実は住所を確認すればいい。たったそれだけだ。

もう少し具体的に言えば、一戸建ての病院かビルの中での開業かを確認するのである。

住所を見ればその違いはすぐに分かる。

△△マンション1階

□□ビル2階

などと書かれていれば、文字通りマンションやビルの中で開業しているわけだし、そうでないとすれば、独立した一戸建てで開業していることになる。

なぜそれらの違いが重要かというと、実はこうなのである。

一戸建てで開業している場合は、親の代からそこで開業している確率が高い。とりわけ首都圏など大都市の住宅地では、その確率がさらに高くなる。というのは、診療所の開業には大金が必要になるからだ。マンションやビルの一室を借りてスタートするとしても、最低でも数千万円の資金が必要だ。まして大都市の市街地に土地を買って家を建て、その一部を診療所として使うとなると1億円を超えるお金がかかってしまう。親の診療所を継ぐのなら資金がかからないが、そうでないとするとすべて自分で何とかしなければならない。勤務医時代にせっせと貯金するにしても1億円も簡単に貯められるものではない。

もちろん銀行などから借りることもできる。だが、借りたお金は当然返さなければならない。つまり、自分だけの力で一戸建ての診療所をスタートするのは、傍《はた》から見るほどには楽ではないのである。

そういう理由から、一戸建ての診療所を構えているところは親の代からそこで医者をやっているケースが多い。あるいは少なくとも、親の代からそこに住んでいる場合が多い。実家を改装して診療所にすれば、かなり安くつくというわけだ。

つまり、一戸建ての診療所は名実ともに地域密着型の診療所ということがいえる。仕事以外でも隣近所とのお付き合いが多い。そういう性格の病院である。

ただし、他所から越してきた人が初めて行くと、どことなく閉鎖的な雰囲気がするかもしれない。ちょうど常連客ばかりの喫茶店や飲み屋にたまたま入ってしまったような感じである。それさえ苦にならなければ問題ない。

一方、マンションやビルで開業している医者は、もともとその土地の出身者ではない場合が多い。もちろん住んでいる場所も違っていて、毎朝自分の診療所に通勤しているわけである。仕事以外での地元との関係は、どうしても希薄になってしまう。もっとも人間関係が希薄になりつつある大都会では、むしろそのほうが好きだという患者も少なくないだろう。都心のオフィスビルに入っているような診療所は、すべてこのタイプである。医者と家族ぐるみのお付き合い、というわけにはいかない。

病院の住所を見れば、こういうことが分かってくるのである。

法人かどうかをチェック

もうひとつ重要な点は、病院名の頭に「医療法人」とか「財団法人」などと書いてあるかどうかをチェックすることである。

医療法人というのは、一般の会社とほとんど変わらない組織だ。出資者を募って法人登記を行うわけである。設立者が100パーセント出資することもあれば、何人かで出資することもある。その点でも普通の会社と変わらない。

もちろん違いはある。一番の違いは株式を発行してはいけないこと、利益を配当してはいけないことなどだ。しかし、その他のことは会社と同じと考えて構わない。

一方、法人になっていないのは、個人病院ということになる。個人商店などと同じようなものである。

個人事業を営んでいる人ならすぐに分かると思うが、法人格を取得すると、社会保険に加入する義務が生じる。しかしその分、人を雇いやすくなるというメリットもある。医療法人で言えば、自分以外の医師や看護師、薬剤師、放射線技師、理学療法士などを雇いやすくなる。つまりそれだけ手広く事業を拡大できるわけである。

実際、都心のオフィスビルのなかで開業している診療所には、医療法人と書かれているものが多い。規模も結構大きい。医師が2人か3人。なかには医師だけでも10人以上もいて、大病院顔負けの医療機器を備えているところもある。精密検査や日帰り手術なども行っている。

もうひとつ、「社会福祉法人」と書かれている場合がある。

社会福祉法人はその名のとおり、福祉施設の運営などのために許可される法人のことだ。福祉施設以外では、介護施設や老人ホームなどを運営しているところが多い。

その社会福祉法人のなかには、病院も開設しているところがある。法律によって病院経営も認められているからだ。ただし、もともと福祉や介護のために設立されている法人である。そのため、病院のみを経営することは禁止されている。

分かりやすく言うと、社会福祉法人と書かれている病院は、同時に必ず福祉施設や介護施設、老人ホームなどを経営しているということである。建物や敷地まで同じかどうかは別として、グループ内にそういう施設を持っているわけだ。

これは、高齢の患者を抱えている方にはとても大切なことなのである。

というのは、高齢患者のなかにはどうしても寝たきりや認知症になってしまう人が出てくるからである。いざというとき、家族や自分の生活を守るためには、親を施設に入所させなければならない事態が起こることも想定しておかなければならない。

社会福祉法人の病院はグループ内に施設を持っているのだから心強い。自分のところの患者だから、少し優先的に扱ってくれるのである。なにしろどこの施設も2年待ち、3年待ちは当たり前という状況なのだ。少しでも早く入れてくれれば大助かりである。高齢者の患者を抱えている人は、そういう問題まで考えて病院選びをするべきだ。

また、社会福祉法人にはデイサービスやショートステイのための施設、訪問看護、訪問介護センターなどを併設しているものも多い。施設に入るほどではなくても、親が要介護になる可能性は十分にある。そのとき病院と介護が同じグループになっているほうが、なにかと使い勝手がいい。

医療法人か財団法人か、社会福祉法人かということは、タウンページの病院広告にも必ず書かれている。たったこれだけのことから、いろいろな情報を引き出すことができるのである。

続・3人の病院探し

さて、ペンディングになっていた登場人物3人の病院探しの続きを見てみよう。

まず大手町勤務の管理職サラリーマン、伊藤敦さんの場合。

伊藤さんは会社の近所の3ヵ所を、候補に選んだ。

伊藤さんとしてはどちらかというと男性の医師のほうがいいと考えている。しかも、自分よりも少し年配のほうがいい。なにしろ伊藤さんは会社の部長さんなのである。自分より年下の若造に診てもらうのは、なんとなく抵抗感があるではないか。

もっとも自分より年下でも、女医さんならいいかも……という淡い下心が働かなかったわけでもない。若くて美人の女医さんだったら、通院もさぞかし楽しくなるに違いない。そう考えない中年男性はまずいない。

しかし、調べてみると候補に選んだ3ヵ所は、いずれも男性医師だった。それならば、やはり少し年配のほうがいい。

さらにホームページをよく眺めてみると、そのなかの「@@クリニック」に、「ピロリ菌の除去を行います」と書いてあった。また「各種がん検診を行います」とも書いてあった。院内の設備も充実しているらしい。

院長先生の略歴を見ると、どうやら自分よりも5歳くらい年配のようだ。しかも、聞いたことのあるかなり有名な病院の内科部長をやっていたことも分かった。

ここなら安心だ。伊藤さんの病院は決まった。

一方、京都市の主婦、藤井優子さんは自宅の近所で小児科や小児科・アレルギー科の診療所を5ヵ所候補に挙げた。

藤井さんは女医さんが希望である。とくに長女のほうが、女医さんのほうがなつきやすいのである。

そこでそれぞれのホームページを開けてみると、5軒のうち2軒が女医さんであることが分かった。

自宅から徒歩5分で行ける○○クリニック（内科・小児科）と、バスで15分ほどの◆◆クリニック（小児科・アレルギー科）。

年齢は、どちらも30代後半のようだ。「ようだ」というのは、女性の医師の場合、ホームページに卒業年度を書かない人が結構いるからである。写真を見る限り両方ともそのくらいなのだが、だいぶサバを読んでいるかもしれない。プラス10歳くらいはあり得ると覚悟しておこう。もっとも藤井さんにとっては医師の年齢はあまり関係ないことだ。

経歴はどちらも申し分ない。大学病院をはじめ数ヵ所の有名病院で勤務した実績がある。

住所を見てみると片方は一戸建ての診療所らしい。もうひとつはオフィスビル内での開業だ。どちらも小児科には自信があるらしく、宣伝文句が並んでいる。

「うーん、どっちにしよう……？」

藤井さんは悩んでしまい、結論は先送りになった。

名古屋市の田中光一さんはどうだろう。

田中さんは母親のリハビリと、自分自身の生活習慣病など複数の問題を抱えている。候補のなかからAA病院1ヵ所にするか、それとも診療所のなかから2ヵ所選んで通院するかである。

田中さんはインターネットではなくタウンページを使って調べているため、そこで働いている医師たちの細かいプロフィールまでは確認できない。

しかし、AA病院のほうは「社会福祉法人」になっていることが分かった。その後、電話で確認したところ、病院から少し離れたところにデイサービス施設や短期入所施設を持っていることが分かった。

科目もひととおり揃っているし、いざというときの介護も安心だ。

田中さんは、この病院に決めたのであった。

第5章

専門医はどう探す？

「医師の専門科目」は割といい加減

ところで読者のみなさんのなかには、医師の専門分野とは何なのか知りたい方も多いことと思う。とくに街中の診療所のなかには、医師がひとりしかいないのに、何科目も看板に出しているところがたくさんある。「内科・小児科・呼吸器科・アレルギー科」といったように。あるいは「外科・内科・消化器科・循環器科」といった具合に。

ひとりの医師でそれらすべてをちゃんと診られるのだろうか。

ついついそういうことが心配になってしまう。

お医者さんは普通、外科医とか内科医というように、それぞれの専門分野に応じた呼び方をする。しかしこういう場合は、何医と呼んだらいいのだろう。

そういう余計なことまで心配になる方もいるかもしれない。

ところが、実はこの外科医とか内科医というもの自体が、さほど厳密なものではないのである。少なくとも医学的に決まっているものではないし、法律的に決められている資格でもない。

というのは、医師は自分の専門科目を自分で自由に決められるからだ。

医師は2年ごとに医師免許の更新を行わなければならない。そのとき、自分の専門科目も申告しなければならない。その専門科目は、P45の表②に示したものの中から選ぶことになっている。

どの科目を選ぶかは医師の自由である。しかも、何科目でも選んでいい。たとえば「外科」だけでもいいし、「脳神経外科・内科・皮膚科」という選び方をしてもいい。「内科・小児科・眼科・耳鼻科・アレルギー科」というような欲張った選び方でも構わない。だからこそ、小さな診療所でも何科目も看板に載せることができるわけである。

さらに免許更新の際に、それまでの科目を変更していいことになっている。いままで「外科」を選んでいたけれど、今年から「内科」に変更する、というようなことが許されている。

つまり医師の専門科目といっても、割といい加減なのである。内科医とか外科医といっても、その腕前を証明する免状のようなものは何もない。

とはいっても、あまり心配する必要はない。

なにしろ、最近はなんでもかんでも医療訴訟の時代である。医師だって、自信のない科目を名乗って失敗したくはない。ひとりで複数の科目を名乗っているとしても、それなりの自信があればこその話なのである。

それに医師の職歴を見れば、だいたいのことは分かる。

たとえば、長年にわたって病院の内科で勤務してきたとすれば、内科医であることに間違いはない。ずっと眼科で仕事をしてきたなら、眼科医であることに疑問の余地はない。

勤務医時代に外科医だった人が、開業の際に内科や消化器科を名乗ることも多い。外科だけでは患者があまり集まらないからである。

それでも、心配には及ばない。外科医は内科的な検査や治療もひととおり身につけている。外科医はただ手術だけを行うのではない。手術前後の検査や投薬、退院後の外来での診察なども担当する。それに手術を受ける患者のなかには内科的な病気にもかかっている人が大勢いる。がん患者でしかも糖尿病患者、あるいは高血圧患者というような人はいくらでもいる。

そういう患者を大勢扱っているので、外科医から内科医に転向するのはさほど困難なことではない。

それに本格的な手術でもっとも多いのが、胃がんや大腸がんといった消化器系のがんの手術である。そのため、外科医が開業すると消化器科を名乗ることが多いのだ。

その他の科目の出身者でも、病院勤務が長ければ大概の病気やけがに対応できるようになっている。

というのは、病院勤務医には当直(夜勤)という仕事があるからだ。夜間、入院患者の容態が悪くなったりしたら、必要な処置を行わなければならない。あるいは救急患者を受け入れなければならない。

しかし、医師の人数は限られている。そのため多くの病院では、科目の別なくローテーションを組んで当番を割り振っている。

当直に当たったら、「これは俺の専門ではないから」などとは言っていられない。もちろん手に負えない場合は専門の医師を電話で呼び出すことになるわけだが、現場にいる医者である以上、できる限り自力で対応しなければならない。

そういうわけで、何年間か病院勤務を経験した医師なら、自分の専門外の病気やけがでも診ることができるように訓練されているのである。

専門医って何?

いままで述べたように医師の科目にあまりこだわる必要はないし、この本で扱っているようなありふれた病気やけがでは、もともと高度の専門性を必要としない。

とはいえ、こういうご時勢である。世の中が何につけ資格や証明を求めるようになってきた。それにいくらありふれた病気でも、それなりの医者に診てもらいたいというのが患者の本音だろう。そこで出てくるのが、この章で取り上げる「専門医」という資格である。

読者のなかには「専門医」という言葉を見聞きしたことのある方が大勢いるに違いない。

実際、病院のホームページや広告を眺めていると、医師のプロフィールのところに「産婦人科専門医」とか「アレルギー学会認定専門医」などと書いてあったりする。

しかし、その資格がどういうものなのかをご存じの方は少ないと思う。そこでまず、専門医とはどういうものか、ごく簡単にご紹介しておこう。

専門医という資格は、正確には「学会認定専門医」と呼ばれるものである。

学会というのは民間組織である。医療分野では多数の学会が組織されているが、それらの多くが法人になっている。社団法人日本内科学会、財団法人日本眼科学会、一般社団法人日本救急医学会、NPO法人日本胸部外科学会といった具合である。

専門医資格とは、そういう民間法人が認定するものなのだ。だから、民間資格なのである。その歴史は意外に古く、昭和30年代末ごろからいくつかの学会で始まり、その後だんだんと広まっていった。

先に述べたように、医師の専門科目は医師個人が選択して決めるものだ。しかし、それでは個々の医師の技量が分からない。極端な話、手術をしたことがない医師でも、外科医と名乗ることができるのだから。

そういう矛盾に最初に気づいたのが、他ならぬ医師たち自身だった。そこで学会ごとに基準を設けて、それをクリアした会員だけに「認定医」とか「専門医」という称号を与えようということになったのである。

平成の時代に入ると、厚生労働省がこの制度に着目するようになった。そして2002年から、厚生労働省が専門医制度を正式な制度として公認したのである。だから民間資格とはいえ、いまでは国家資格に準ずるものである。2013年1月現在で、検討中のものを含めると70を超える専門医資格が存在する。

専門医資格の基準は、以前は学会によって大きな格差があった。

「5年間以上、学会の会費を払い続けたもの」

というような、かなりアバウトな基準を設けているところもあった。これなら金さえ払えば誰でも資格を取れる。

しかし、いまではかなり統一されている。概《おおむ》ね次のような共通の基準が設けられている。

・各学会が指定した病院（学会認定病院）で最低5年間以上の研修を受ける。
・各学会で決めた症例数を経験する。
・資格試験に合格する。
・資格取得後、5年ごとに更新を行う。

まず学会認定病院だが、大学病院をはじめとする大病院が指定されることが多い。

専門医になるためには、そういう病院で最低5年間の研修を受けなければならない。

研修といっても、民間企業でいうところのＯＪＴ（On the Job Training）と同じである。つまり医師として、働きながら実地訓練を受けるわけである。

この間に、学会が指定する症例数をクリアしなければならない。たとえば外科専門医を目指す人は、消化器、乳腺、呼吸器、心臓、血管、外傷などに関してそれぞれ決められた回数以上の手術を経験しなければならない。あるいは内科専門医を目指す人は消化器、循環器、呼吸器、腎臓など内科の９つのサブ領域すべてから、所定の症例数をまんべんなく経験する必要がある。

それらの条件をクリアすると、専門医試験の受験資格がもらえる。この試験にパスすれば、晴れて専門医の称号を名乗ることができるのである。

つまり、内科専門医とか外科専門医といえば、それぞれの分野の臨床をきちんと習得した医師であることが保証されていると考えていい。そこが普通の内科医や外科医との大きな違いである。

読者のなかには「専門医」というと、何かブラック・ジャックのようなイメージをお持ちになっていた方も少なくないだろう。しかし、それはあくまでもそれぞれの専門科目の臨床をきちんと習得しているという証明なのである。超人的な腕前を保証しているのでは決してない。その点はしっかりとご理解いただきたい。

専門医の仕組みの違い

専門医には、どのようなものがあるのだろうか。

いま述べたように、すでに専門医の種類は検討中のものも含めて70種類を超えている。人数も着実に増えつつある。専門医の種類と人数は毎年変わるので、詳しくは「社団法人　日本専門医制評価・認定機構」のホームページ（http://www.japan-senmon-i.jp/）をご覧いただきたい。日本専門医制評価・認定機構は、各学会の専門医の資格基準を調整するなどの活動を行っている組織である。

専門医は「基本領域」と「サブスペシャルティ領域」の2つのグループに分けられている。また、「今後認定を検討する専門医（学会）」として待機中のものもある。基本領域は基本的な臨床分野（内科、外科、小児科、産婦人科など）、サブスペシャルティ領域は臓器別、病気別に特化した分野（消化器科、循環器科、呼吸器科、心臓血管外科、肝臓科など）という切り分けである。

専門医を目指す医師は、最初に基本領域の専門医資格を取得しなければならない。

基本領域の資格を持っていないと、サブスペシャルティ領域の資格を取得できない規則になっている。

たとえば、心臓血管外科の専門医を目指す人は、最初に外科専門医の資格を取得する必要がある。外科専門医の資格を取ってからさらに心臓血管外科の手術を必要な数だけ経験して、はじめて受験資格が得られるわけである。

内科系の専門医は少し異なる仕組みになっている。内科では3年以上の研修を行うと、まず「内科認定医」の受験資格が得られる。試験にはたいてい誰でも受かるので、実質的には3年間研修を受ければ誰でも取得できる。

内科認定医の資格を取得して、さらに2年以上の研修を続けると、内科専門医の受験資格が得られる。また内科認定医の資格があれば（内科専門医でなくても）、内科系のサブスペシャルティ領域の専門医研修を始めることができる。たとえば内科認定医を取得すれば、循環器専門医や糖尿病専門医の研修を始められるという具合である。

内科認定医は大勢いるが、内科専門医のほうはあまり多くない。内科系医師の多くは内科認定医だけ取得して、その後はサブスペシャルティ領域の専門医を目指すからである。

また、複数の専門医研修を同時に受けてもいいことになっている。たとえば内科専門医を取得したあと、消化器病専門医と肝臓専門医の研修を並行して受けることができる。そのため専門医資格をたくさん持っている医師もいる。

しかし、多くの資格を持っているから優秀な医師だとは限らない。単なる資格マニアかもしれない。それに専門医のなかには重複しているものも多いのだ。

たとえば、消化器病専門医は消化器内視鏡学会認定専門医と重複する。内視鏡は消化器科の医師の必需品である。これを扱えないと消化器病専門医にはなれない。

超音波装置も消化器科にとっては大事な商売道具だ。胃や大腸は内視鏡で診られるが、膵臓《すいぞう》、胆嚢《たんのう》、肝臓などは超音波装置の出番である。そのため、消化器病専門医、肝臓専門医などの研修内容と超音波専門医の研修内容も、かなりの部分で重なっている。

糖尿病専門医と内分泌代謝科専門医もかなり似かよっている。そもそも糖尿病は内分泌代謝の代表的かつ最も患者数の多い病気だ。似ていて当然なのである。

糖尿病が悪化すると視力が低下する。糖尿病網膜症といわれるもので、最悪の場合は失明してしまう。それを予防するためには定期的に眼底検査を行って、網膜の状態をチェックしなければならない。そのため糖尿病専門医の研修のなかには、眼底検査もちゃんと組み込まれている。

あるいは腎臓の機能もダメージを受ける。糖尿病性腎症である。

さらに糖尿病患者には脂質異常症や高血圧を併発している人が多いので、そちらの治療もできなければならない。

つまり、各専門医は特定の病気だけに対応できるというわけではなく、それに関連するさまざまな病気の診断と治療ができるように訓練されているのである。

結局、人体は全部がつながっているのだし、ある部分の病気が別の部分に影響を与えるということはいくらでもある。何かしらの専門医になるためには、関連する病気をひととおり扱えなければならない。どの専門医でも必然的にかなり広い範囲の臨床をこなせるのである。

だから患者としても、あまり神経質に考える必要はない。基本領域の資格をひとつ、サブスペシャルティ領域の資格をひとつか2つ持っている医師で十分だ。

専門医の人数の差

専門医・認定医の人数には大きな開きがある。

さきほど述べたように内科認定医は3年間で取得でき、しかも内科系サブスペシャルティ領域の専門医になるための必須条件になっている。そのため、全国に8万人を超える人数がいる。一方、内科専門医は1万5000人ほどである。内科認定医を取得すると、大抵の人がサブスペシャルティ領域のほうを目指すからである。

産婦人科専門医、整形外科専門医、小児科専門医、消化器病専門医などは1万人を超える人数である。これらの分野は需要が多い、つまり患者が多いので、専門医を取得する医師も大勢いるのである。

糖尿病専門医、肝臓専門医、腎臓専門医などもここ数年、人数が増えてきた。

しかし……リハビリテーション科専門医はわずか1800人ほど。

リハビリの需要は急速に高まっている。高齢化が進み、脳梗塞や脳出血の患者が増えたためである。それなのに人数が少ないのは、歴史がまだ浅いからである。なにしろリハビリテーション科専門医の制度ができたのが2003年。10年ほどしか経っていない。

名古屋市在住のサラリーマン、田中光一さんの母親は脳梗塞でリハビリが必要だ。しかし、近所の病院でリハビリテーション科専門医を見つけることは、かなり難しいだろう。

アレルギー専門医の人数も多くない。こちらも日が浅く、正式に認められたのが2005年のことである。

アレルギー専門医は細分化されていて、内科、小児科、耳鼻咽喉科、皮膚科、眼科などのカテゴリーに分かれている。ほんの数年前までは全国で1000人に満たなかったが、現在では4000人まで増えてきた。それでも、まだまだ足りない。アレルギー患者は多いので、人数が増えれば患者にとって大きな朗報になるはずだ。

京都市在住の主婦、藤井優子さんの場合、2人の子どもがアレルギー性疾患であるため、小児アレルギーの専門医がベストの選択になる。しかし、アレルギー専門医は全部集めても4000人ほどしかいないのである。そのなかで小児アレルギーの専門医となると、全国でほんの870人ほどだ。しかも、その大半が大病院に勤務している。やはり近所の病院で見つけるのはかなり難しいといわざるをえない。

もっとも、繰り返しになるが専門医だから優秀だとか、専門医でないから駄目だということは一概にいえるものではない。リハビリに関しては、いままでも整形外科を中心に行われてきたのだし、小児科医なら普通の喘息やアトピーなど小児アレルギーの診療ができて当然だからである。

ベテラン医師のなかには、専門医資格を持っていない人も結構いる。資格を取るための実力も実績も十分に備わっているのだが、手続きや試験が面倒だから取らないのだ。

たとえば40代、50代のサラリーマンで英語が堪能な方は大勢いるはずだ。その人たちに、「いまから若手に交じって英検を受けろ」とか「TOEICを受験しろ」と言ったら、かなり嫌がるに違いない。普段から英語で仕事をしているのに、なんでいまさらTOEICなんだ、という話になる。それと同じ理屈である。

そのようなわけで専門医制度はまだまだ過渡期にあるし、その資格を持っていないからといって、腕が悪いとか信用できないといった話でもない。専門医を探す際には、そういうことも十分に理解しておく必要がある。

学会認定指導医は専門医教育係

ちなみに専門医の上には、学会認定指導医と呼ばれる資格がある。その名のとおり専門医の教育を担当する医師のことだ。

先ほども少し述べたが、専門医の研修は各学会が指定する「学会認定病院」で行われる。日本内科学会認定医制度教育病院、日本外科学会専門医制度修練施設、日本整形外科学科専門医制度研修施設など、学会によって正式な呼び方はさまざまである。面倒なので内科学会認定病院とか外科学会認定病院と呼んでいる。

大学病院をはじめとする大病院がこの指定を受けることが多い。とくに大学病院は多くの学会から認定病院の指定を受けている。

大病院にはさまざまな患者が集まってくる。専門医研修では、各分野のかなり珍しい症例も経験することを要求されるので、患者が多いか少ないかがとても重要になってくる。そのため大病院ほど認定を受けやすいのである。

そして、学会認定病院で若手医師の研修指導を行うのが学会認定指導医、というわけである。

指導医になるためには、専門医資格を取得した後、さらに5、6年から10年前後の臨床経験が要求される。そのうえ論文や学会発表など学術的な活動も要求される。単に年功を重ねただけでは取得できない資格である。ブラック・ジャックやゴッドハンドにやや近いイメージといえるだろう。

当然、指導医は専門医と比べてかなり人数が少ない。しかもその性格上、大半が学会認定病院に勤務している。中小病院や診療所の医師のなかには滅多にいない。

しかし科目によっては、指導医の資格を持っている医師が中小病院や診療所にいることもある。ご興味のある方は、探してみるといい。

専門医を探すには学会のホームページ

では、専門医や指導医はどうやって探せばいいのだろうか。

もちろん、病院ホームページや広告にその旨が書かれていればすぐに分かる。そうでないとすると、各学会のホームページを見るのが一番早い。というのは、学会は専門医名簿を公表しなければならないという決まりになっているからである。そのため、名簿をホームページに載せているのである。

インターネットをお使いでない方はどうすればいいのだろうか。

実は紙に印刷された専門医名簿は入手困難である。各学会の機関誌には掲載されているのだが、書店ではまず売っていないし普通の図書館でも置いていない。医学部のある大学図書館以外では、滅多にお目にかかれないものなのである。

地元の専門医を知りたい方は、学会事務局に直接電話等で問い合わせてみるとい い。

あるいは候補となっている病院に、直接問い合わせたほうが手っ取り早いかもしれない。「そちらの先生はどのような専門医資格を持っているのでしょうか」と質問すると、たいていは教えてくれる。教えてくれないようなら、あまり親切な病院ではないから、行くのをやめればいいいだけである。

アレルギー専門医の探し方

では実際にどのように探せばいいかを、例の3人でご説明しよう。

病院が決まっていないのは京都市在住の主婦、藤井優子さんである。第3章で藤井さんは子どものために5ヵ所の病院を候補に選んだ。さらに第4章で医師のプロフィールを確認し、そのうちの2ヵ所に絞ることができた。そのどちらにするかを考え中である。

藤井さんの長女は喘息、長男はアトピー性皮膚炎の持病がある。喘息は、風邪に次いで子どもに多い病気である。アトピー性皮膚炎も、かなり多い病気だ。普通の小児科で十分に対応できる。しかし、どちらの病気もアレルギー性のものなので、「小児科・アレルギー科」を標榜している病院がベストの選択だ。

候補に残った2つのどちらも「小児科・アレルギー科」を標榜しているので、条件にピッタリである。そのどちらにするかで迷っている。もしもどちらかが小児アレルギーの専門医だったら、迷うことなくそちらにしようと考えている。

しかし、医師のプロフィールには専門医に関する情報が載っていなかった。そこで確認してみようというわけだ。

調べるのは簡単である。日本アレルギー学会のホームページにアクセスし、「専門医について」を開けばいい。

しかし、残念ながら藤井さんの期待には添えなかった。京都府の小児アレルギー専門医はまだ17名しかいなかった。藤井さんが選んだ2ヵ所の病院の医師は、この分野の専門医ではなかった。

先ほど述べたように、アレルギー専門医は2005年に制度が始まったばかりである。人数もまだまだ少ない。だから、当たる確率はいまのところかなり低いのである。

気を取り直して、今度は小児科専門医を調べてみる。

ところが小児科学会の専門医名簿というのが、はなはだ不親切にできている。資格者の名前をアイウエオ順に並べているだけなのだ。都道府県別にすらなっていない。これでは確認のしようがない。

困ったものだが、それでも名簿を辿って探してみると、2軒のうち1軒の医者と同じ名前を見つけることができた。比較的珍しい苗字なので、たぶんこれだろう。

しかし、確証がないので、○○クリニックに電話をかけて確認することにした。

「そちらの先生は小児科専門医の資格をお持ちでしょうか？」

「はい、持っております」

電話口に出てきた事務の女性は親切な声で受け答えしてくれる。

「子どもが2人おりまして、喘息とアトピーなのですが……」

「ご安心ください。そういう患者さんは大勢いらしていますから」

（単位：%）

持病の種類（複数回答）									持病がない
糖尿病	喘息	歯周病（歯槽膿漏等）	神経症（ノイローゼ等）	頸肩腕症候群	腰痛	痛風	その他	不明	
(8.9)	(6.6)	(6.6)	(1.8)	(1.9)	(24.1)	(4.6)	(27.3)	(0.1)	68.0
(0.3)	(19.0)	(5.8)	(7.1)	(0.0)	(24.1)	(−)	(46.6)	(−)	83.3
(2.2)	(11.6)	(5.2)	(2.5)	(1.2)	(38.0)	(5.1)	(35.1)	(0.1)	78.1
(5.9)	(5.7)	(5.9)	(1.4)	(2.0)	(23.4)	(4.8)	(25.6)	(0.1)	64.1
(13.8)	(2.6)	(7.9)	(0.6)	(2.4)	(20.0)	(5.7)	(23.5)	(0.1)	53.7
(21.2)	(0.2)	(7.8)	(0.1)	(3.1)	(15.1)	(4.5)	(11.0)	(−)	35.5
(12.3)	(5.6)	(7.2)	(1.4)	(1.5)	(25.6)	(7.1)	(22.0)	(0.0)	65.6
(0.5)	(22.7)	(7.0)	(3.5)	(0.0)	(22.4)	(−)	(45.8)	(−)	82.4
(3.1)	(10.8)	(5.1)	(3.0)	(1.1)	(40.3)	(7.8)	(26.7)	(0.0)	77.8
(7.6)	(3.2)	(5.3)	(1.1)	(1.1)	(23.7)	(6.9)	(17.8)	(0.1)	60.3
(19.1)	(1.8)	(8.7)	(0.5)	(2.3)	(22.6)	(8.5)	(19.2)	(0.1)	50.5
(30.1)	(0.3)	(12.4)	(0.1)	(1.7)	(16.6)	(7.7)	(13.4)	(−)	34.8
(2.9)	(8.3)	(5.5)	(2.7)	(2.6)	(21.4)	(0.2)	(36.8)	(0.1)	71.4
(−)	(14.9)	(4.4)	(11.1)	(−)	(26.0)	(−)	(47.5)	(−)	84.2
(0.4)	(13.0)	(5.4)	(1.5)	(1.5)	(33.7)	(0.0)	(50.9)	(0.3)	78.6
(2.1)	(11.1)	(7.2)	(2.2)	(3.8)	(22.7)	(0.2)	(42.2)	(0.1)	70.0
(3.8)	(4.0)	(6.5)	(0.9)	(2.6)	(14.9)	(0.4)	(31.7)	(0.1)	58.8
(8.7)	(0.1)	(1.3)	(0.1)	(5.0)	(13.0)	(0.2)	(7.8)	(−)	36.5

表⑪ サラリーマン・OLの健康不安（年齢別）

区分	持病がある	持病の種類（複数回答）						
		胃腸病	高血圧	脂質異常症	神経痛、リウマチ	肝臓病	腎臓病	心臓病
計	31.4	(9.0)	(25.9)	(16.4)	(2.1)	(4.8)	(1.7)	(4.1)
（性・年齢階級）								
29歳以下	16.2	(8.8)	(1.7)	(0.1)	(0.3)	(1.3)	(2.3)	(0.4)
30~39歳	21.5	(8.0)	(5.6)	(11.4)	(2.0)	(3.1)	(1.2)	(0.5)
40~49歳	35.4	(8.5)	(29.3)	(21.3)	(4.1)	(5.4)	(1.8)	(5.3)
50~59歳	45.2	(8.5)	(37.1)	(19.8)	(0.8)	(5.4)	(1.8)	(4.7)
60歳以上	63.0	(13.4)	(41.8)	(19.0)	(2.5)	(7.7)	(1.6)	(8.6)
男	33.8	(8.2)	(29.7)	(17.5)	(1.7)	(5.6)	(1.9)	(5.0)
29歳以下	17.1	(8.2)	(3.0)	(0.2)	(0.3)	(1.2)	(0.7)	(0.3)
30~39歳	22.0	(8.5)	(7.9)	(13.4)	(2.8)	(4.1)	(1.4)	(0.2)
40~49歳	39.6	(9.2)	(36.4)	(25.0)	(2.4)	(7.6)	(2.2)	(7.3)
50~59歳	48.0	(6.8)	(39.8)	(18.8)	(0.6)	(6.0)	(2.1)	(5.8)
60歳以上	64.7	(9.8)	(41.2)	(15.1)	(3.0)	(5.4)	(2.1)	(8.7)
女	27.8	(10.3)	(19.2)	(14.5)	(2.6)	(3.4)	(1.5)	(2.4)
29歳以下	15.2	(9.5)	(0.1)	(−)	(0.4)	(1.5)	(4.1)	(0.6)
30~39歳	20.8	(7.0)	(1.3)	(7.7)	(0.4)	(1.2)	(0.9)	(1.0)
40~49歳	28.8	(6.8)	(14.3)	(13.3)	(7.6)	(0.8)	(0.9)	(1.0)
50~59歳	40.6	(11.7)	(32.1)	(21.8)	(1.4)	(4.3)	(1.3)	(2.6)
60歳以上	60.9	(18.5)	(42.6)	(24.5)	(1.8)	(11.0)	(1.0)	(8.5)

厚生労働省 労働者健康状況調査（平成19年）

で脂質異常症と胃腸病が多い。糖尿病もかなりいる。

もちろん持病の種類と割合は年齢によって、さらに男女によって異なってくる。年齢が上がるほど持病の割合も上がってくる。また持病がある人の割合は男性が33・8パーセントに対して女性は27・8パーセントである。女性のほうが健康だ。

またとくに痛風は男性に多く、女性に少ない。もともと痛風は圧倒的に男性に多い病気なのである。肝臓疾患も男性のほうが多くなっているが、これはお酒が原因かもしれない。

この表を見ると、モデル3人のうち大手町に通う管理職サラリーマン伊藤敦さんや、名古屋市のサラリーマン田中光一さんが決して珍しいケースでないことは、一目瞭然だろう。

伊藤さんは48歳だが、40代男性でなんらかの持病を抱えている人の割合は39・6パーセント。10人に4人が何かしら持っているわけである。

さらにこの持病があると答えた人のうちで高血圧の人は36・4パーセント。つまりこの年齢の男性では10人に1・4人以上が高血圧の持病を抱えていることになる。

高血圧は疑いがある人も含めると3000万人とも4000万人ともいわれてい

る。つまり国民の3人ないし4人に1人の割合だ。だから、40代で高血圧は決して珍しくない。

さらに伊藤さんは尿酸値が高いと指摘された。将来、痛風になる心配がある。持病のある40代男性のうち、痛風の割合は6・9パーセントで14〜15人に1人の割合である。伊藤さんはまだ痛風発作に襲われていないので、いまのところ患者には入らない。

つまり伊藤さんはまだまだ健康の部類に入るが、40代らしい健康不安を抱えている、といえるだろう。

では、名古屋市の田中さんはどうか。田中さんは57歳で、糖尿病、高血圧、脂質異常症の恐れがある。

50代男性では、なんと48パーセント、実に2人に1人が何かしら持病を持っている。しかも糖尿病は19・1パーセント、高血圧は39・8パーセント、脂質異常症は18・8パーセントである。

会社の部長も専務も社長もみな糖尿病なんてこともあり得るし、みな高血圧の可能性も十分にある。

田中さんの場合も少し注意しなければならない状態にある。さすがにこれら3つとも高いとなると問題だ。

田中さんはおそらくメタボリック・シンドロームだろう。

メタボリック・シンドロームの人は、血糖値、血圧、総コレステロールのいずれも基準より高い数値を示す。病気というよりは、もともと身体が省エネ設計なのである。少ない栄養で十分足りる体質であるため、少し余分に取りすぎると逆にカロリーを処理し切れなくなってしまう。そのため数値に異常が表れるのである。

すべての数値が高いまま放っておくと、脳卒中や心臓病にかかりやすくなる。正常な人と比べると10倍以上の危険性があるという。だから早いうちに医者に行って、いまのうちに生活習慣を改善するなど手を打っておいたほうがいい。

もうひとつ、同じ「労働者健康状況調査」のなかからおもしろいデータをご紹介する。今度は職種による持病の違いである（P158表⑫）。

まず管理職だが、「持病がある」と答えたのは41・7パーセント、10人中4人が持病を抱えている。一番多いのは高血圧、次いで腰痛、脂質異常症、糖尿病、胃腸病の順である。管理職はある程度年配の人が多いということもあって、P152表⑪の40

代、50代の持病の割合とほぼ一致している。

伊藤さんの健診数値はこの結果を素直に反映しているといっていい。典型的な管理職ということである。

持病がもっとも少ないのは、販売・サービス業のなかのサービス職だ（22・7パーセント）。これは平均年齢が関係しているのかもしれない。接客などのサービスは比較的若い人の仕事だからだ。

興味深いのは、「商品販売職」や「保安職」（ガードマンなど）で胃腸病の割合が多い点である。やはり神経を使う職種なのだろう、ストレスが胃腸にきてしまうと思われる。

まだまだ詳しく述べたいのだがキリがないので、ここらへんにしておこう。ともかく、この2つの表を眺めれば、自分がだいたいどんな病気にかかりやすいかが分かるはずだ。すでに病気にかかっている方のなかには、「やっぱり……！」と納得された方も多いことだろう。まだ病気にかかっていない方も、これらから自分がどういう病気にかかりそうか、だいたい予想がつくと思う。

（単位：%）

持病の種類（複数回答）									持病がない
糖尿病	喘息	歯周病（歯槽膿漏等）	神経症（ノイローゼ等）	頚肩腕症候群	腰痛	痛風	その他	不明	
(18.4)	(3.7)	(6.0)	(0.6)	(1.4)	(24.1)	(8.2)	(15.5)	(0.1)	58.1
(8.5)	(5.8)	(11.6)	(3.6)	(4.9)	(27.6)	(5.1)	(31.5)	(－)	68.6
(6.9)	(11.0)	(6.6)	(3.0)	(1.6)	(19.9)	(2.8)	(36.2)	(0.1)	71.4
(2.7)	(7.1)	(4.3)	(2.2)	(0.6)	(22.6)	(1.9)	(29.3)	(0.2)	73.7
(1.6)	(3.5)	(4.2)	(3.3)	(－)	(19.2)	(－)	(24.5)	(0.1)	74.1
(2.8)	(3.2)	(1.5)	(4.4)	(2.0)	(32.2)	(3.9)	(29.7)	(－)	64.2
(3.5)	(12.0)	(6.0)	(0.2)	(0.2)	(20.0)	(2.2)	(32.9)	(0.3)	76.9
(12.4)	(7.0)	(13.9)	(1.2)	(0.7)	(22.1)	(7.8)	(16.6)	(－)	67.4
(14.8)	(9.0)	(18.5)	(1.6)	(1.0)	(17.6)	(8.6)	(15.3)	(－)	64.1
(4.9)	(0.7)	(－)	(0.1)	(－)	(36.0)	(5.5)	(20.6)	(－)	74.6
(9.4)	(5.8)	(3.8)	(0.9)	(2.5)	(24.7)	(3.9)	(25.7)	(－)	64.8
(11.0)	(6.7)	(3.5)	(0.5)	(1.7)	(26.0)	(3.7)	(27.6)	(－)	65.3
(8.9)	(6.9)	(0.1)	(4.7)	(1.2)	(26.1)	(8.7)	(24.4)	(－)	65.4
(5.9)	(3.2)	(6.0)	(0.4)	(4.7)	(21.2)	(2.6)	(22.0)	(－)	63.3
(0.4)	(0.0)	(1.5)	(－)	(0.2)	(29.0)	(0.3)	(21.0)	(－)	59.8
(1.5)	(1.7)	(9.8)	(－)	(－)	(6.7)	(3.2)	(6.6)	(－)	57.3
(4.5)	(3.6)	(6.0)	(－)	(1.6)	(35.2)	(6.7)	(32.5)	(0.2)	61.8

表⑫　サラリーマン・OLの健康不安（職種別）

区　分	持病がある	持病の種類（複数回答）						
		胃腸病	高血圧	脂質異常症	神経痛、リウマチ	肝臓病	腎臓病	心臓病
管理職（課長相当職以上）	41.7	(10.6)	(33.3)	(22.2)	(1.9)	(8.2)	(1.2)	(5.4)
専門・技術・研究職	30.3	(6.6)	(20.8)	(20.6)	(0.5)	(5.4)	(3.4)	(2.7)
事務職	27.8	(10.1)	(18.3)	(14.0)	(1.8)	(3.1)	(2.0)	(3.1)
販売・サービス業	25.8	(7.9)	(26.2)	(16.4)	(2.5)	(3.4)	(0.7)	(4.3)
商品販売職	25.6	(13.4)	(25.5)	(13.7)	(3.0)	(4.7)	(0.2)	(3.8)
営業・セールス職	34.6	(6.6)	(27.7)	(17.0)	(6.2)	(4.6)	(0.5)	(1.9)
サービス職	22.7	(4.5)	(25.9)	(18.1)	(0.1)	(1.7)	(1.3)	(5.9)
運輸・建設職	31.9	(6.6)	(36.5)	(8.7)	(5.2)	(4.2)	(2.2)	(1.6)
運輸職	34.9	(8.5)	(35.9)	(9.6)	(7.0)	(5.6)	(2.9)	(2.0)
建設職	25.4	(0.7)	(38.4)	(5.7)	(－)	(－)	(－)	(0.1)
生産・技能職	34.6	(10.9)	(27.6)	(12.9)	(2.4)	(5.2)	(2.5)	(4.0)
加工・組立作業に従事する生産・技能職	34.0	(8.6)	(27.6)	(12.3)	(3.3)	(4.7)	(1.7)	(4.3)
監視・監査作業に従事する生産・技能職	34.6	(1.5)	(22.1)	(20.0)	(－)	(6.0)	(4.0)	(8.7)
その他の生産・技能職	35.9	(19.8)	(29.6)	(11.5)	(1.1)	(6.0)	(3.7)	(1.5)
林業作業者	40.1	(0.2)	(18.4)	(12.5)	(0.6)	(－)	(－)	(27.1)
保安職	42.7	(24.7)	(35.8)	(7.5)	(－)	(9.8)	(－)	(2.5)
その他	37.0	(5.4)	(24.8)	(14.8)	(1.9)	(2.9)	(0.1)	(6.9)

厚生労働省　労働者健康状況調査（平成19年）

健診結果だけで一喜一憂しないほうがいい

会社の健診で異常が出たからといって、すぐに病気と断定できるわけではない。というのは、検査結果のいわゆる〝正常値〟〝正常範囲〟というのが案外いい加減なのだ。健康な人でも一定の確率で必ず異常が出るようにできているのである。

たとえば血糖値。空腹時血糖値は90から110までが正常とされている。110を超えると高血糖だ。糖尿病かもしれないというわけで、そこに★印が付けられたりする。

ただし、「90から110」という範囲の決め方には問題がある。実はこういう数字は、健康な男女を大勢集めて血糖値を測り、その結果の95パーセントまでが収まるように調整したものなのである。だから健康な人でも、5パーセントの人は必ず正常範囲から外れてしまう。健康な100人の血糖値を測れば、必ず5人くらいが異常と判定されるわけである。

血糖値に限らず、血中総コレステロールでも血圧でもすべて同じようにして正常範囲が決められている。だから何種類もの測定を行えば、正常範囲から外れる項目がいくつか出てきて当然なのである。

おもしろい研究結果がある。

以前、あるアメリカ人研究者が行った研究だ。それは健康な人に、血圧、血糖値、コレステロール、γ－ＧＴＰなど全部で20種類の検査をして、どのくらい異常が出るのかを調べたのである。その結果、少なくともひとつの検査で異常値を示す確率が64パーセントだった。驚くことに3人に2人は、何かしら〝異常〟が見つかってしまったのである。もちろん本当の異常ではなくて、前述した理由からたまたま〝異常〟と判定されただけのことだ。

会社の健診でも、血液検査を中心に全部で20項目くらいは調べる（なかには30項目くらい調べる会社もある）。そうなると、異常値は出て当然なのだ。何ひとつ出なかったら、むしろそのほうが異常だくらいに考えておけばいい。

加えて、検査数値はその日の体調や前日の食事内容などによっても、かなりの影響を受ける。血糖値、血中コレステロールや肝臓の状態を示すγ－ＧＴＰ、痛風の目安となる尿酸値などは、前日の食事がもろに反映される。前の晩に焼肉を食べてビールを飲めば、血中コレステロールが３００（正常値は２２０未満）、γ－ＧＴＰ（正常値は40未満）が80に跳ね上がったとしても少しも不思議ではない。血糖値が１１０を超える場合もあるし、尿酸値が基準を超えることもある。

だから、たまたまそういう理由で検査数値が高かったとすれば、まったく心配する必要はない。

とはいえ、健診の前日にわざと不摂生をする必要もないだろう。血中コレステロール値が３００もあったら、まず確実に再検査となってしまう。「俺はただ、前の晩に焼肉を食べただけだ」と会社の総務部や健康保険組合に掛け合ってみても相手にしてくれない。最近は社員の健康管理に厳しい会社が増えている。再検査の手間を省くためにも、健診の前日、できれば3日くらい前から、食事や睡眠に気をつけたほうがいい。

ただし、糖尿病の場合はごまかしが利かないということも付け加えておく。

血糖値そのものは、何も食べなければ必ず下がる。糖尿病の人でも健診の３日くらい前から食事を減らせば、正常値をクリアできるかもしれない。

しかし、最近ではヘモグロビンＡ１ｃ《エーワンシー》（ＨｂＡ１ｃ）という項目も測るようになってきた。このＨｂＡ１ｃというのは、過去１ヵ月間の血糖値の平均値と思えばいい。

それが1回の血液検査で簡単に分かってしまうのである。血糖値のほうが低くても、こちらが高ければ糖尿病と判定されることになる。3日前から食事を減らしても、ちゃんとバレてしまうわけである。

血圧はそのときどきの精神状態で変わってくる。健診で多いのが、「白衣高血圧」と呼ばれる症状だ。医者や看護師の白衣を見ると、つい緊張してしまって血圧が上がる。そういう症状を指す言葉である。

実は私も20年ほど前に、白衣高血圧になりかけた。会社の健診で血圧を測ってもらっている際に、たまたま看護師さんが「あれ、ちょっと血圧が高いわね」と言ったのがきっかけだ。そんな馬鹿な、と思って測り直してもらったら、さらに高くなってしまった。

「ちょっと緊張してるのかな？」

「じゃあ、深呼吸してみてください」

しかし、落ち着こうと焦れば焦るほど高くなる。結局、上が150くらいにまでなってしまった。ところがその後、近所の内科で検査してもらったらまったく異常なし。血圧も正常範囲内、心電図もすべて正常。

私の場合は、別に白衣に興奮して血圧が上がったわけではない。看護師さんのちょっとした言葉が原因で上がってしまったのだが、医者によればこれも一種の白衣高血圧ということだった。

そういうこともあるし、実際、血圧はメンタルな部分がかなり利いてくる。白衣高血圧で悩んでいる人は大勢いる。一度医者に相談してみるといい。

病気は年齢によって変わってくる

実際、現役世代で重病にかかることはそう多くない。そもそも医者のお世話になるような病気にかかること自体が少ないのだ。

それをはっきりと示すデータをお示ししよう。

P165図⑬は「年齢別・人口1000人当たり・1日当たりの外来患者数」を示したものである。たとえば0歳児1000人のうち、毎日72人が病院の外来で診察を受けている。あるいは50歳から54歳の1000人当たり、毎日45人が外来を受診している、ということを示している。

年齢によって病院に行く機会がどのように変わっていくか、一目瞭然である。

図⑬　年齢別・人口1000人当たり・1日当たりの外来患者数

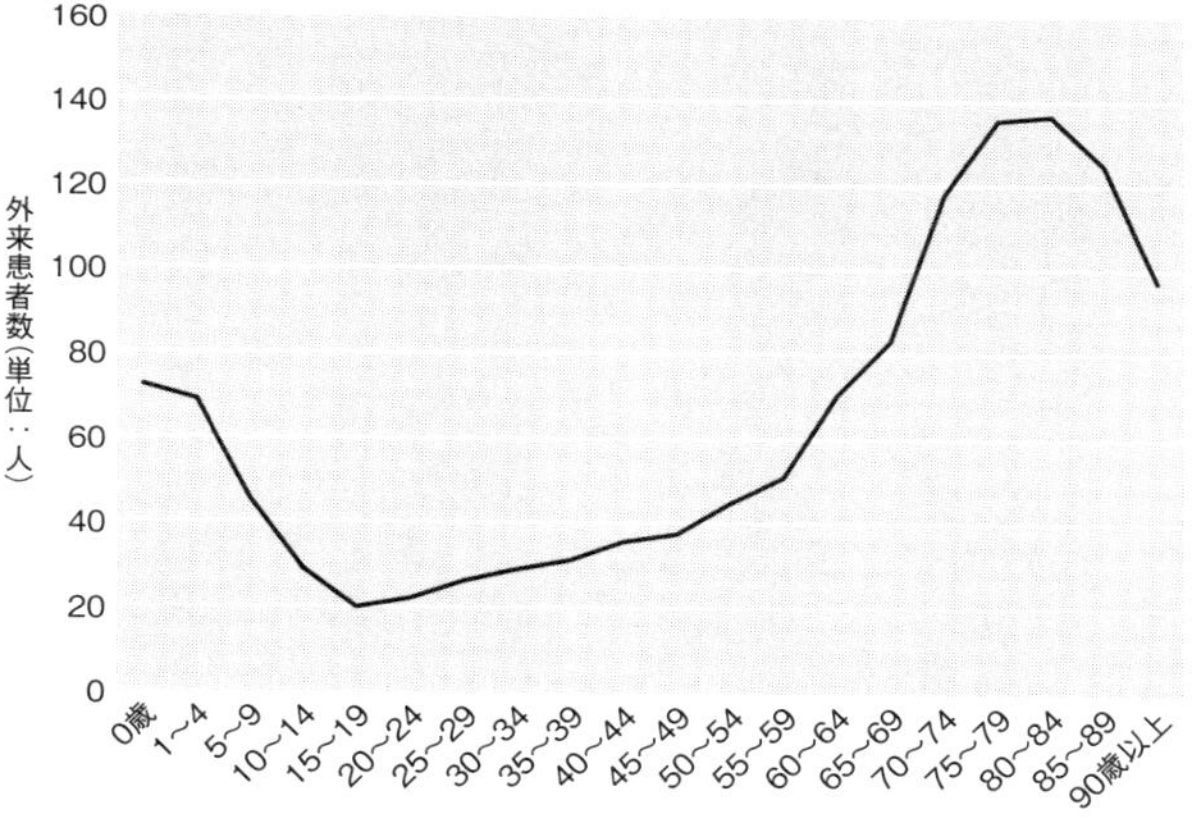

平成23年 患者調査（厚生労働省）をもとに作成

　この図を見れば分かるように、日本人は0歳児から4歳児くらいまでは結構外来のお世話になる機会が多い。もっとも後で詳しく説明するが、乳幼児健診や予防接種で病院に行くことのほうが多い。本当の病気は決して多くない。その時期を過ぎればますます丈夫になってくる。20歳を過ぎたあたりから再び病人が少し増えてくるが、50歳になるまでは緩やかな増加である。

　もちろん、この間に風邪などの軽い病気にかかる人は大勢いる。しかし風邪くらいといって病院に行かない人も大勢いるし、行かなくても簡単に治ってしまう。

あるいは、前に述べたように健診で異常が指摘されたり、さまざまな持病を抱えている人も大勢いる。先ほどのサラリーマン・OLの持病の調査に基づけば、外来患者はもっと大勢いるはずだ。しかし、放ったらかしにしていたり、自分流の養生を行っていたりする人も少なくない。まだまだ体力が充実しているから、医者にかかるほどには悪化しない人が多いのである。

本当に医者に行かなければならないような病気が増えるのは、50代からなのだ。その年齢を過ぎると加速度的に病人が増える。外来受診の人数は75〜84歳がピークだ。

ところが、85歳を過ぎたころから今度は一気に外来受診者が減少する。ということは長生きする人は、もともと病気にもかかりにくいということなのだろうか。いや、この年齢に達すると介護施設に入る人や寝たきりになってしまう人が増加してくる。もちろん入院する人も増える。

入院してしまえば、もはや通院する必要はない。入院患者が抜け出して別の病院の外来を受診するなんて、あり得ない。また施設に入ればそこで医療を受けられるし、寝たきりの場合は訪問看護などを受けることになる。85歳以上で外来受診が減るのは、そういう理由のほうが大きい。

図⑭　年齢別・人口1000人当たり・1日当たりの入院患者数

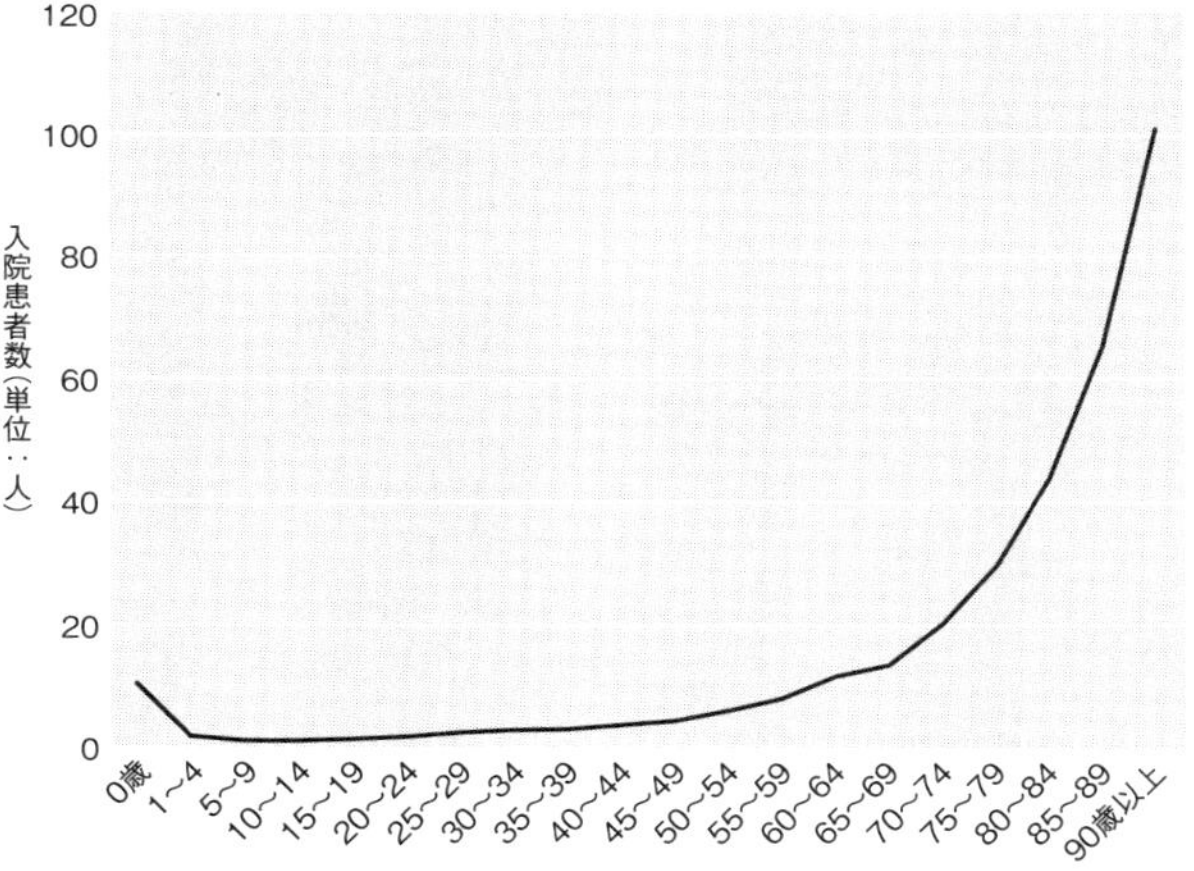

平成23年 患者調査（厚生労働省）をもとに作成

では、入院はどうなっているか。上の図⑭をご参照いただきたい。同じく各年齢の１０００人当たり・１日当たりの入院人数を示したものである。

やはり、０歳児での入院が多いのが分かる。生まれて間もないため、黄疸《おうだん》などさまざまな障害や病気が起こる率が高いのである。

しかしその時期を過ぎれば、一気に入院が減る。10代までのうちは、１０００人中１日当たり、１人程度である。つまり同じ年齢の子どもが１０００人いれば、そのうち誰か１人が病院のベッドに寝ているという数字である。もちろん、同じ子がずっと入院しているということではない。１人が退院するころには、別の誰かが病気やけがで入院するということである。

20歳を過ぎると入院患者は少しずつ増えるものの、やはり40代までは入院する人は多くない。

それが50歳を過ぎると増え始め、65歳以上では加速度的に入院患者が増えていく。75〜79歳で１０００人中30人、80〜84歳で44人、85〜89歳で65人、90歳以上ではなんと１０１人である。つまり90歳以上の老人を１０００人集めれば、そのうちの１００人以上が入院しているわけである。

これらのグラフを見て自分の年齢に照らし合わせれば、自分がこの先どのくらいの確率で医者のお世話になるか、おおよそのことが予想できるはずだ。まだ30代、40代の人であれば、外来を受診する病気にかかる確率は低いし、入院するような病気にかかる確率はさらに低いことが分かる。しかし、50歳を過ぎたら自分の健康に気を遣ったほうがいい。病気の早期発見・早期治療を心がけて健康維持に努めるべきである。

子どもの外来

では、どんな病気で病院のお世話になるのか。今度はそれを見ていこう。いまのグラフで分かったように、年齢によって病院のお世話になる確率が大きく変わってくる。もちろん病気の種類も違ってくる。

といっても、入院するようなケースは少ない。それに本書の趣旨はありふれた病気を診てくれるありふれた病院を探そうということだから、外来受診の話がメインである。

そこでまず、子どもの外来について見ていこう。

P171表⑮は0歳から14歳までを4段階に分けて、外来で多い病気の上位30位までを示したものだ。

すべての年齢を通していちばん多いのが風邪。親御さんならご納得いただけるに違いない。次点が、0歳児では予防接種。3番目は喘息、4番目が乳幼児の健診。もっともこれらは病気ではない。以下、湿疹、下痢・胃腸炎、中耳炎と続いていく。

1歳から4歳では、風邪に次いでやはり予防接種が2位である。それから喘息、虫歯、中耳炎、アレルギー性鼻炎、急性副鼻腔炎、慢性副鼻腔炎（いわゆる蓄膿症）、湿疹、アトピー性皮膚炎などが上位を占めている。われわれが日常生活のなかで普段

5～9歳	10歳～14歳
風邪	風邪
予防接種	予防接種
虫歯	虫歯
喘息	喘息
アレルギー性鼻炎	アレルギー性鼻炎
歯列矯正	切り傷・擦り傷・打撲
歯肉炎・歯周疾患	歯肉炎・歯周疾患
中耳炎	脱臼、捻挫
ヘルペス等	自治体などの保健所サービス
急性副鼻腔炎	歯列矯正
切り傷・擦り傷・打撲	四肢の骨折
慢性副鼻腔炎	近視・乱視
アトピー性皮膚炎	ヘルペス等
自治体などの保健所サービス	急性副鼻腔炎
近視・乱視	下痢・胃腸炎
精神及び行動の障害	湿疹
湿疹	四肢以外の骨折
下痢・胃腸炎	精神及び行動の障害
四肢の骨折	アトピー性皮膚炎
結膜炎	慢性副鼻腔炎
肺炎	ニキビ
検査・健診・管理	結膜炎
気管支炎	中耳炎
脱臼・捻挫	てんかん
その他の細菌性疾患	筋骨格系及び結合組織の疾患
挫滅損傷及び外傷性切断	じんま疹
皮膚及び皮下組織の感染症	軟部組織障害
じんま疹	皮膚及び皮下組織の感染症
風邪・胃腸炎以外のウイルス性疾患	挫滅損傷及び外傷性切断
てんかん	神経症性障害

平成23年 患者調査（厚生労働省）をもとに著者作成（一部受診理由を含む）

表⑮ 子どもに多い病気（外来編）

順位	0歳	1～4歳
1	風邪	風邪
2	予防接種	予防接種
3	喘息	喘息
4	乳幼児の健診	虫歯
5	湿疹	中耳炎
6	下痢・胃腸炎	アレルギー性鼻炎
7	中耳炎	急性副鼻腔炎
8	アトピー性皮膚炎	慢性副鼻腔炎
9	アレルギー性鼻炎	湿疹
10	気管支炎	アトピー性皮膚炎
11	接触性皮膚炎	下痢・胃腸炎
12	結膜炎	切り傷・擦り傷・打撲
13	発育障害	気管支炎
14	急性副鼻腔炎	ヘルペス等
15	慢性副鼻腔炎	歯肉炎・歯周疾患
16	便秘	結膜炎
17	アトピー性以外の皮膚疾患	皮膚及び皮下組織の感染症
18	風邪・胃腸炎以外のウイルス性疾患	歯列矯正
19	良性腫瘍	精神及び行動の障害
20	耳垢栓塞	肺炎
21	じんま疹	乳幼児健診
22	出血性障害・血液障害	水痘
23	ヘルペス等	耳垢栓塞
24	外耳炎	便秘
25	心臓の先天奇形	じんま疹
26	切り傷・擦り傷・打撲	その他の皮膚病
27	新生児の検査・健診・管理	挫滅損傷及び外傷性切断
28	皮膚及び皮下組織の感染症	風邪・胃腸炎以外のウイルス性疾患
29	周産期に特異的な呼吸障害・心血管障害	接触性皮膚炎
30	火傷	麦粒腫（ものもらい）

から見ているとおりの結果である。

5歳から9歳でもだいたい同じ傾向だが、虫歯が3位に上がってくる。また近視の子が増えてくるのもこの時期である。活発に動き回るため、骨折や切り傷・擦り傷も増える。

10歳から14歳になっても、上位4位までは5歳から9歳と同じである。相変わらずけがが多いが、21位にニキビが登場するなど、思春期ならではの症状も出てくる。一方、アトピー性皮膚炎はかなり順位を落としてくる。

そういえば京都市在住の主婦、藤井優子さんの長女、真理ちゃん（12歳）は喘息だ。しかしこの表を見れば、子どもが喘息だとしても少しも不思議のないことをご理解いただけるだろう。0歳から14歳に至るまで、常に上位に入っている病気なのである。いわば小児科の定番である。

また長男の隆くん（8歳）はアトピー性皮膚炎だが、これまた子どもにはよくある病気である。しかし年齢が上がるにつれて、アトピー患者は減っていく。だから隆くんのアトピーが将来解消する可能性は十分に残っている。

現役世代の外来（男性の場合）

ここでは15歳以上、60歳未満を現役世代とした。すでにサラリーマン・ＯＬに多い病気を見てきたが、ここではもう少し詳しく覗いてみる。この世代では、病気に男女差が出てくるので、男女別々に見ていくことにしよう。

まず男性である。男性の外来で多い病気は、Ｐ１７４表⑯のようになる。

15歳から29歳までは、あまり大した病気は見当たらない。なにしろ人生でもっとも元気な時期だ。重い病気にかかることなど滅多にない。ただ、この時期から歯周病が上位に入ってくる。

また、この年代から徐々に統合失調症や気分障害（そう病、うつ病）、あるいはストレス障害といった、精神・神経系の病気が目立ってくる。やはり学校や社会でストレスを感じたり人間関係に悩んだりすることが多くなるのである。

30代になると、生活習慣病が登場してくる。16位には高血圧が出てくる。高血圧のなかには心臓や肺、腎臓などに問題があって、その結果として血圧が上昇するということもある。しかしそれらは少数派で、たいていの場合は生活習慣やストレスなどが原因と考えられている。

40 ～ 49歳	50 ～ 59歳
歯の支持組織の障害	高血圧
歯肉炎・歯周疾患	歯肉炎・歯周疾患
虫歯	支持組織の障害
歯の補てつ	歯の補てつ
高血圧	虫歯
椎間板障害	慢性腎不全
統合失調症型障害及び妄想性障害	インスリン非依存性糖尿病
脱臼、捻挫	脊椎障害
気分障害	椎間板障害
脂質異常症	統合失調症
慢性腎不全	脂質異常症
切り傷・擦り傷・打撲	脱臼、捻挫
風邪	気分障害
インスリン非依存性糖尿病	インスリン依存性糖尿病
脊椎障害	切り傷・擦り傷・打撲
神経症性障害	関節症
予防接種	湿疹
喘息	四肢の骨折
四肢の骨折	肩の障害
インスリン依存性糖尿病	胃潰瘍
アレルギー性鼻炎	胃炎及び十二指腸炎
湿疹	神経症性障害
睡眠障害	脳梗塞
胃炎及び十二指腸炎	風邪
内分泌、栄養及び代謝疾患	腰痛症及び坐骨神経痛
腰痛症及び坐骨神経痛	軟部組織障害
痛風	喘息
肩の障害	睡眠障害
胃潰瘍	緑内障
アトピー性皮膚炎	アレルギー性鼻炎

平成23年 患者調査(厚生労働省)をもとに著者作成（一部受診理由を含む）

表⑯　現役世代に多い病気（外来・男性）

順位	15～29歳	30～39歳
1	虫歯	歯列矯正
2	風邪	虫歯
3	歯列矯正	歯肉炎及び歯周疾患
4	歯肉炎及び歯周疾患	風邪
5	脱臼、捻挫	脱臼、捻挫
6	切り傷・擦り傷・打撲	統合失調症
7	風邪	切り傷・擦り傷・打撲
8	予防接種	気分障害
9	近視・乱視	歯の補てつ
10	アレルギー性鼻炎	椎間板障害
11	アトピー性皮膚炎	予防接種
12	歯の補てつ	喘息
13	自治体などの保健所サービス	アトピー性皮膚炎
14	統合失調症	神経症性障害
15	喘息	脂質異常症
16	四肢の骨折	高血圧
17	神経症性障害	アレルギー性鼻炎
18	気分障害	四肢の骨折
19	ニキビ	近視・乱視
20	下痢及び胃腸炎	慢性腎不全
21	椎間板障害	湿疹
22	ヘルペス等	自治体などの保健所サービス
23	その他の皮膚病	インスリン非依存性糖尿病
24	皮膚及び皮下組織の感染症	腰痛症及び坐骨神経痛
25	てんかん	ヘルペス等
26	精神及び行動の障害	てんかん
27	挫滅損傷及び外傷性切断	脊椎障害
28	四肢以外の骨折	頸腕症候群
29	急性副鼻腔炎	下痢及び胃腸炎
30	結膜炎	慢性副鼻腔炎

統合失調症や気分障害などの精神疾患も増えてくる。また椎間板《ついかんばん》障害、腰痛症及び坐骨神経痛、脊椎《せきつい》障害などという整形外科系の病気（というよりも加齢現象のひとつ）が増えてくる。

40代では高血圧が5位に上昇し、脂質異常症もいきなり10位にランクインである。しかも、インスリン非依存性糖尿病も14位に入ってくる。いよいよ成人病、生活習慣病の年齢に近づいてきた。

ということで、大手町勤務の管理職サラリーマン、伊藤さんのケースを再び見てみることにしよう。

伊藤さんは高血圧で、尿酸値が高い。高血圧はいまいったように40代で第5位だ。尿酸値のほうは痛風と直接関係する。これが高いと痛風になる。その痛風は27位。先ほどのサラリーマン・OLの持病とも照らし合わせると、伊藤さんはほとんどデータどおりの典型的な40代であり、かつ典型的な管理職ということが分かる。

それなら、ピロリ菌はどうか。伊藤さんはむしろこちらのほうを気にしていた。

しかし、ピロリ菌も決して珍しくはない。

日本人の感染率は10代で20パーセント、20代で25パーセント、30代で40パーセント、40代以上では60〜80パーセント程度と、年を取るにしたがって増えていく。だから伊藤さんの年齢では、ピロリ菌に感染しているほうがむしろ自然なのである。

結論としては、伊藤さんはごくごく標準的な48歳の管理職サラリーマンということになる。あまり深刻になる必要はない。

さて、いよいよ50代だ。

50代は現役最後の10年間だ。

この年齢に達すると、高血圧が堂々の1位。歯がだいぶ抜けてくるためか、虫歯は5位へと順位を落としている。歯がなければ虫歯になりようがない。

6位に入っている慢性腎不全は、高血圧や糖尿病の合併症として出てくることが多い。重症化すると人工透析ということになる。そのインスリン非依存性糖尿病は7位である。脂質異常症は11位にランクを落としているが、患者数が減ったわけではない。人数は着実に増えているのだが、他の病気のほうがもっと急ピッチで増えているのである。

そして、ついに23位に脳梗塞が入ってきた。さらに29位には緑内障である。もう覚悟を決めなければならない。ここから先は、一気に慢性疾患が増えていく。

名古屋市在住のサラリーマン、田中光一さん（57歳）のことを思い出そう。田中さんは数年前から会社の健診で血糖値と中性脂肪が高いと指摘されてきた。どうやら糖尿病の初期であり、また脂質異常症でもあるらしい。それに血圧も少々高めである。

だがいま見たとおり、50代の男性では高血圧、糖尿病、脂質異常症ともに上位にランクインされている。つまり田中さんも典型的な日本人といっていい。ただしこのまま放っておくと、やがてはもっと恐い病気を発症する可能性が高い。いまのうちに生活習慣を改善して、引退後も健康でいられるように注意しなければならない。面倒臭がらずに近所の内科を受診するべきである。

現役世代の外来（女性の場合）

一方、女性のほうはP180表⑰のようになっている。女性の場合も男性と同様、風邪や歯・歯茎のトラブルが上位を占めていることに違いはない。しかし、それよりも下位では少し違ってくる。

15歳から29歳では、3位に正常妊娠・産褥《さんじょく》の管理が入ってくる。もっともこれは病気ではない。20位に入っているカンジダ症はカビの一種、カンジダ菌が引き起こす皮膚炎である。手足の指の間や爪の隙間、唇、陰部などさまざまな場所に炎症を引き起こす。不妊症の治療が26位、妊娠早期の出血などが27位となっている。

30代でもだいたい同じような傾向である。しかし不妊症の治療で通院する人が増えてくるし、卵巣機能障害や、膣炎・子宮炎など生殖器の炎症が増えてくる。また27位の鉄欠乏性貧血も女性ならではの病気だ。

40代に入ると、高血圧がいきなり5位に食い込んでくる。気分障害や統合失調症も順位を上げてくる。

しかし、注目は21位に乳がんが入っていることだ。女性の場合は40歳、できれば30代後半から乳がん検診を受診したほうがいい。

50代になると、さらに本格的な病気が増え始める。高血圧は第2位に上昇。脂質異常症が6位、インスリン非依存性糖尿病も10位である。そろそろ三大生活習慣病の揃い踏みとなる。更年期障害は18位に順位を上げてくる。さらに脊椎障害、椎間板障害、関節症など、要するに加齢に伴う筋肉や関節のトラブルが身体のあちこちに出てくる。

26位に入っている関節リウマチは、女性に多い病気である。痛風が男性に圧倒的に

40～49歳	50～59歳
歯肉炎及び歯周疾患	歯肉炎及び歯周疾患
歯の支持組織の障害	高血圧
虫歯	歯の支持組織の障害
歯の補てつ	歯の補てつ
高血圧	虫歯
風邪	脂質異常症
気分障害	関節症
予防接種	脊椎障害
椎間板障害	椎間板障害
脱臼、捻挫	インスリン非依存性糖尿病
統合失調症	慢性腎不全
アレルギー性鼻炎	脱臼、捻挫
喘息	気分障害
自治体などの保健所サービス	乳がん
神経症性障害	肩の障害
湿疹	切り傷・擦り傷・打撲
子宮平滑筋腫	統合失調症
切り傷・擦り傷・打撲	更年期障害
急性気管支炎	風邪
脊椎障害	予防接種
乳がん	喘息
胃炎及び十二指腸炎	湿疹
近視・遠視	軟部組織障害
関節症	胃炎及び十二指腸炎
不妊症	アレルギー性鼻炎
脂質異常症	関節リウマチ
新生物	四肢の骨折
慢性腎不全	インスリン依存性糖尿病
頸腕症候群	神経症性障害
その他の女性生殖器の疾患	新生物

平成23年 患者調査（厚生労働省）をもとに著者作成（一部受診理由を含む）

表⑰ 現役世代に多い病気（外来・女性）

順位	15～29歳	30～39歳
1	虫歯	虫歯
2	歯肉・歯周疾患	歯の支持組織の障害
3	正常妊娠・産褥の管理	歯肉炎及び歯周疾患
4	歯の支持組織の障害	正常妊娠・産褥の管理
5	風邪	風邪
6	予防接種	予防接種
7	自治体などの保健所サービス	歯の補てつ
8	近視・遠視	不妊症
9	脱臼、捻挫	自治体などの保健所サービス
10	アトピー性皮膚炎	気分障害
11	ニキビ	脱臼、捻挫
12	神経症性障害	アレルギー性鼻炎
13	気分障害	統合失調症
14	アレルギー性鼻炎	神経症性障害
15	切り傷・擦り傷・打撲	喘息
16	喘息	近視・遠視
17	歯の補てつ	湿疹
18	湿疹	切り傷・擦り傷・打撲
19	下痢及び胃腸炎	椎間板障害
20	カンジダ症	卵巣機能障害
21	統合失調症	その他の女性生殖器の疾患
22	その他の女性生殖器の疾患	アトピー性皮膚炎
23	卵巣機能障害	胃炎及び十二指腸炎
24	月経障害	カンジダ症
25	胃炎及び十二指腸炎	新生物
26	不妊症	妊娠早期の出血（切迫流産を含む）
27	妊娠早期の出血（切迫流産を含む）	鉄欠乏性貧血
28	椎間板障害	結膜炎
29	急性副鼻腔炎	じんま疹
30	結膜炎	子宮平滑筋腫

多いのに対して、リウマチは女性に多い。

乳がんは14位に上がってくる。

では京都市在住の主婦、藤井優子さん(36歳)の場合はどうだろう。

いまのところ藤井さん自身は健康状態が良さそうである。しかし藤井さんに限らず、主婦の人たちは病気の発見が遅れることがしばしばあるので注意が必要だ。

というのは、専業主婦には職場健診がないからである。サラリーマンやOLは毎年必ず健診を受けさせられる。国の法律で受けなければならない規則になっているからである。

専業主婦のためには、住民健診という制度がある。主婦だけでなく自営業者も対象である。市区町村が行っている。かなり割安の料金で受けられるのだが、少しは(数千円)自腹を切らなければならない。それに強制ではない。そのため、なかなか受診率が上がらない。とくにがん検診を受ける人が少ない。

こうした理由で、主婦や自営業者のなかには、病気がかなり進行して自覚症状が出てから病院に行く人が多い。ところが三大生活習慣病も乳がんも、初期のうちは自覚症状がほとんどないのである。気づいたときにはすでに末期、ということも少なくない。藤井さんも毎年住民健診を受けるようにしないと、あとあと後悔することになるかもしれない。

高齢者の外来

60代に入ると、生活習慣病で受診する人が増えていく。男性ではP184表⑱、女性ではP186表⑲のようになっている。ともに高血圧、糖尿病、脂質異常症などが上位に入っている。

「歯の矯正・補てつ（義歯などを用いて修復すること）等」も多いが、その内容は入れ歯が中心になる。

15歳から20代くらいまでは歯列矯正が多いのだが、30代を過ぎると差し歯などが増え、40代からは次第に歯が抜け始める。それでも1本か2本なので、大抵はブリッジなど部分的な補修で済む。しかし60歳を超えれば、入れ歯が急速に増えていく。

男性の60代では脳梗塞は13位に上がり、前立腺肥大や前立腺がん、狭心症などもランクインしてくる。

緑内障など眼病で受診する患者も増えてくる。

80 ～ 89歳	90歳以上
高血圧	高血圧
脊椎障害	脊椎障害
歯の補てつ	関節症
関節症	脳梗塞
脳梗塞	歯の補てつ
歯肉炎及び歯周疾患	アルツハイマー病
慢性腎不全	心不全
前立腺肥大	慢性閉塞性肺疾患
歯の支持組織の障害	慢性腎不全
インスリン非依存性糖尿病	前立腺肥大
白内障	湿疹
狭心症	インスリン非依存性糖尿病
前立腺がん	狭心症
湿疹	虫歯
不整脈	脳血管性認知症
インスリン依存性糖尿病	白内障
慢性閉塞性肺疾患	胃炎及び十二指腸炎
腰痛症及び坐骨神経痛	予防接種
胃炎及び十二指腸炎	前立腺がん
アルツハイマー病	インスリン依存性糖尿病
自治体などの保健所サービス	不整脈
肩の障害	切り傷・擦り傷・打撲
虫歯	緑内障
予防接種	眼の疾患
脂質異常症	歯の支持組織の障害
緑内障	口内炎
椎間板障害	便秘
心不全	腰痛症及び坐骨神経痛
喘息	軟部組織障害
切り傷・擦り傷・打撲	肩の障害

平成23年 患者調査（厚生労働省）をもとに著者作成（一部受診理由を含む）

表⑱　高齢者に多い病気（外来・男性）

順位	60～69歳	70～79歳
1	高血圧	高血圧
2	歯肉炎及び歯周疾患	脊椎障害
3	歯の補てつ	歯の補てつ
4	歯の支持組織の障害	歯肉炎及び歯周疾患
5	脊椎障害（脊椎症を含む）	関節症
6	慢性腎不全	歯の支持組織の障害
7	インスリン非依存性糖尿病	インスリン非依存性糖尿病
8	虫歯	慢性腎不全
9	インスリン依存性糖尿病	脳梗塞
10	脂質異常症	虫歯
11	関節症	前立腺肥大
12	椎間板障害	白内障
13	脳梗塞	インスリン依存性糖尿病
14	肩の障害	脂質異常症
15	前立腺肥大	椎間板障害
16	切り傷・擦り傷・打撲	肩の障害
17	狭心症	狭心症
18	白内障	前立腺がん
19	脱臼、捻挫	緑内障
20	不整脈	湿疹
21	統合失調症	予防接種
22	緑内障	不整脈
23	湿疹	腰痛症及び坐骨神経痛
24	予防接種	胃炎及び十二指腸炎
25	腰痛症及び坐骨神経痛	切り傷・擦り傷・打撲
26	胃炎及び十二指腸炎	眼の疾患
27	胃潰瘍	喘息
28	前立腺がん	胃がん
29	喘息	自治体などの保健所サービス
30	眼の疾患	C型ウイルス肝炎

80～89歳	90歳以上
高血圧	高血圧
関節症	脳梗塞
脊椎障害	アルツハイマー病
歯の補てつ	脊椎障害
骨粗しょう症	心不全
脳梗塞	関節症
白内障	血管性認知症
脂質異常症	歯の補てつ
アルツハイマー病	骨粗しょう症
歯肉炎及び歯周疾患	白内障
インスリン非依存性糖尿病	狭心症
歯の支持組織の障害	歯肉炎及び歯周疾患
緑内障	インスリン非依存性糖尿病
慢性腎不全	予防接種
狭心症	胃炎及び十二指腸炎
腰痛症及び坐骨神経痛	脂質異常症
四肢の骨折	緑内障
インスリン依存性糖尿病	湿疹
予防接種	慢性腎不全
肩の障害	不整脈
自治体などの保健所サービス	その他の皮膚病
胃炎及び十二指腸炎	インスリン依存性糖尿病
虫歯	四肢の骨折
心不全	切り傷・擦り傷・打撲
不整脈	自治体などの保健所サービス
眼の疾患	眼の疾患
椎間板障害	慢性閉塞性肺疾患
頸部、胸部及び骨盤の骨折	喘息
血管性認知症	歯の支持組織の障害
喘息	便秘

平成23年 患者調査（厚生労働省）をもとに著者作成（一部受診理由を含む）

表⑲ 高齢者に多い病気（外来・女性）

順位	60～69歳	70～79歳
1	高血圧	高血圧
2	歯肉炎及び歯周疾患	関節症
3	歯の補てつ	脊椎障害
4	関節症	歯の補てつ
5	脂質異常症	歯肉炎及び歯周疾患
6	歯の支持組織の障害	脂質異常症
7	脊椎障害	歯の支持組織の障害
8	虫歯	白内障
9	インスリン非依存性糖尿病	骨粗しょう症
10	慢性腎不全	虫歯
11	白内障	インスリン非依存性糖尿病
12	椎間板障害	脳梗塞
13	肩の障害	肩の障害
14	インスリン依存性糖尿病	慢性腎不全
15	骨粗しょう症	椎間板障害
16	予防接種	インスリン依存性糖尿病
17	胃炎及び十二指腸炎	腰痛症及び坐骨神経痛
18	四肢の骨折	予防接種
19	関節リウマチ	緑内障
20	気分障害	胃炎及び十二指腸炎
21	眼の疾患	自治体などの保健所サービス
22	乳がん	関節リウマチ
23	緑内障	脊椎障害
24	切り傷・擦り傷・打撲	眼の疾患
25	湿疹	喘息
26	脱臼、捻挫	四肢の骨折
27	喘息	狭心症
28	軟部組織障害	切り傷・擦り傷・打撲
29	腰痛症及び坐骨神経痛	湿疹
30	風邪	C型ウイルス肝炎

70代に入ると28位に胃がん、前立腺がんは18位に上昇する。男性の平均寿命は約79歳なので、そろそろ命に関わるような病気が増えてくるのである。

80代の17位に入っている慢性閉塞性肺疾患は、別名「肺気腫」と呼ばれる病気である。喫煙による生活習慣病の一種で、肺機能が徐々に低下していく。悪化すると酸素ボンベのお世話になる。小さなクルマがついたボンベを引っ張って歩いている老人を見かけることがあるが、たいていがこの病気の患者である。

平均寿命を超えて80代まで生き延びても、病気の傾向はあまり変わらない。しかし、ついに20位にアルツハイマー病が登場する。

90代の15位に入っている脳血管性認知症は、アルツハイマー病とは異なるタイプの認知症だ。認知症には、「脳血管性」とアルツハイマー病の2種類がある。脳血管性認知症は脳梗塞や脳出血の後遺症として、患者の1割か2割に現れる。アルツハイマー病のほうは原因がよく分かっていないが、脳そのものが徐々に萎縮してしまう病気だ。

女性のほうも、男性と同じ傾向である。

高血圧が一番多く、歯周病や入れ歯などが上位に入っている。また背骨、腰、関節などのトラブルで通院する人が増えてくる。

しかし男性と女性とでは、けがのしやすさに差が出てくる。女性では60代から90歳以上の全年齢にわたって、四肢（手足）の骨折で受診する人が多い。運動機能が低下するため、つまずいて転んだりする事故が、女性のほうに多いのである。

また、90歳以上の９位に骨粗鬆症《こつそしょう》が入っている。

これも高齢の女性に多い病気だ。骨のカルシウムが溶け出し、骨全体がスカスカになってしまう。そのため、簡単に骨折してしまうのである。

骨折した女性の多くが骨粗鬆症を抱えている。あるいは脳梗塞で半身麻痺になった人も骨折しやすい。体重のバランスがうまく取れず、片側にばかり加重がかかるためである。大腿骨が折れると、そのまま寝たきりになる場合が多いので注意が必要だ。

ではここで名古屋市在住の定年退職を控えたサラリーマン、田中光一さん（57歳）の母親（77歳）について振り返ってみよう。この方は高血圧、糖尿病、脂質異常症の既往歴があった。そして脳梗塞で入院。右半身に軽い麻痺が残るだろうということである。

また数年前から白内障と指摘され、検査を受けていた。

しかし表と比べてみると、さほど珍しいケースではないことがお分かりになると思う。というよりも、日常的によくあるケースだ。

今後は脳梗塞のリハビリと再発予防に努めるとともに、時期をみて白内障の手術を受けることになるだろう。

あとは骨粗鬆症にならないように食生活に気をつけるなどしていれば、まだまだ元気で暮らせるはずだ。

いずれにしても人生80歳時代である。いや、女性の場合は平均寿命が約86歳だ。できるだけ健康で長生きするためには、怖い病気よりも生活習慣病などありふれた病気に気をつけたほうがいい、ということが分かっていただけただろう。生活習慣病も軽いうちに治療すれば別に大したことはない。悪化してしまうと、本当に怖い病気になる確率が跳ね上がる。

本当に怖い病気にかかったら、病院ランキングに載るようなすごい病院で治療を受けることになるのだが、普段から近所のありふれた病院で治療や健康管理を行っていれば、そうなることを防げるわけである。

がんにかかる確率は意外に低い!?

外来受診でどういう病気が多いのかを駆け足で見てきたわけだが、ちょっと納得できないという方もいるかもしれない。というのは期待(?)したほどには恐い病気が出てこなかったからだ。とくに、がんはほとんど出てこなかった。男女ともにかなり高齢になってからランキングにちょっと登場しただけだ。

がんは我々にとって特別な病気、恐ろしい病気の代名詞である。

ただここ数年、がんにかかっても全快し、社会復帰を果たす人が増えている。「がんは死ぬ病気」という定説は、崩れ始めているといっていい。

とはいえ私くらい(53歳)の年齢や、それよりも上の年齢の人は、がんは恐い病気だという観念をずっと植えつけられてきたのである。だから、その恐怖感はなかなか消えるものではない。

実際、職場や地域のがん検診では、受診者の誰もが実に神妙な目つき、顔つきになってしまう。

そのがんが外来のランキングにほとんど出てこないのは変だ。納得できない。何か重大なことを隠しているのではないか。

がんの統計については、国立がん研究センターのホームページに「がん対策情報センター」の「がん情報サービス」として膨大な資料が掲載されている（http://ganjoho.jp/public/index.html）。そのトップから「医療関係者の方へ」⇒「統計」⇒「グラフデータベース」と辿っていくと、統計表を簡単なグラフにして閲覧できるサービスがある。全体の統計のほか、食道、胃、肺など各臓器の統計を見ることができる。さらに複数部位の集計も見ることができるようになっている。

そのなかから胃を選んでみよう。グラフ表示の条件として、まず「死亡／罹患」のどちらでも選択できるようになっている。次に「部位」も選べるようになっているので、胃がん以外のがんについても、簡単に表示できるようになっている。グラフの種類としては、「年齢階級別　累積リスク」、「年齢階級別　率」など数種類が用意されている。

P193図⑳は「罹患」「胃」「年次推移（横軸＝年齢）年齢階級別　率」を選んで出てきたグラフである。グラフの横軸は5歳刻みの年齢、縦軸はその年齢の人口10万人あたり、何人が胃がんにかかっているかを示している。直近の値は2005年のもので、1985年当時の統計と一緒に折れ線グラフになって表示される。

図⑳　胃がんの年齢別・男女別罹患率

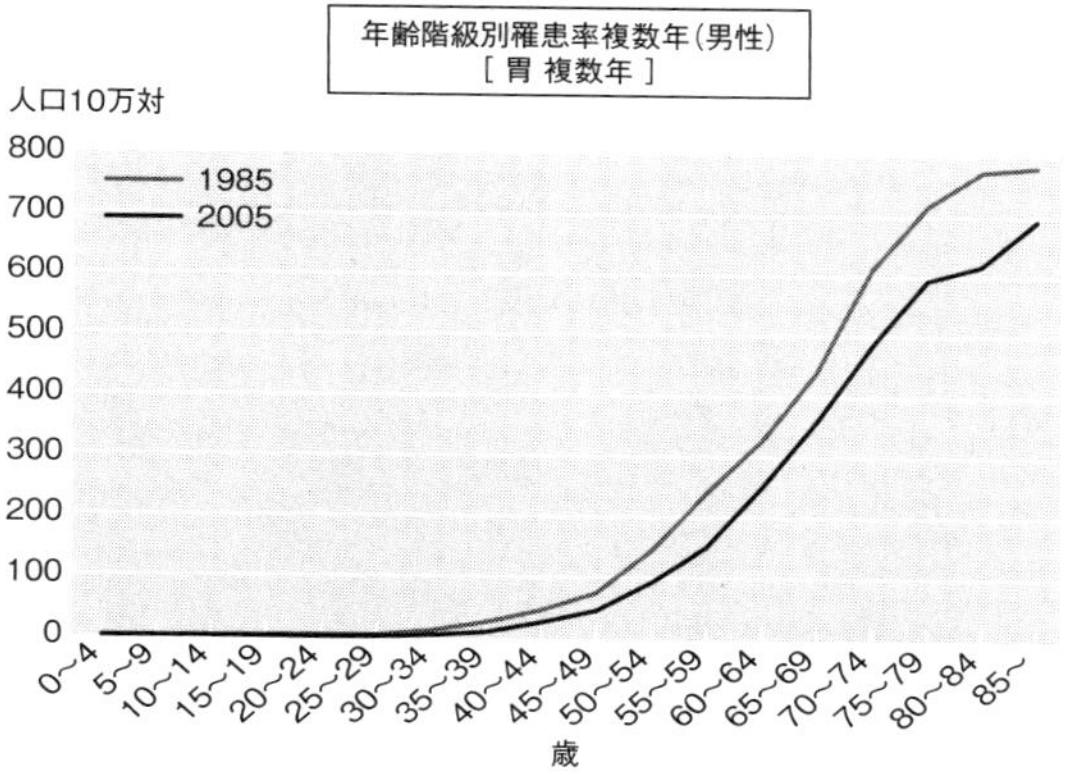

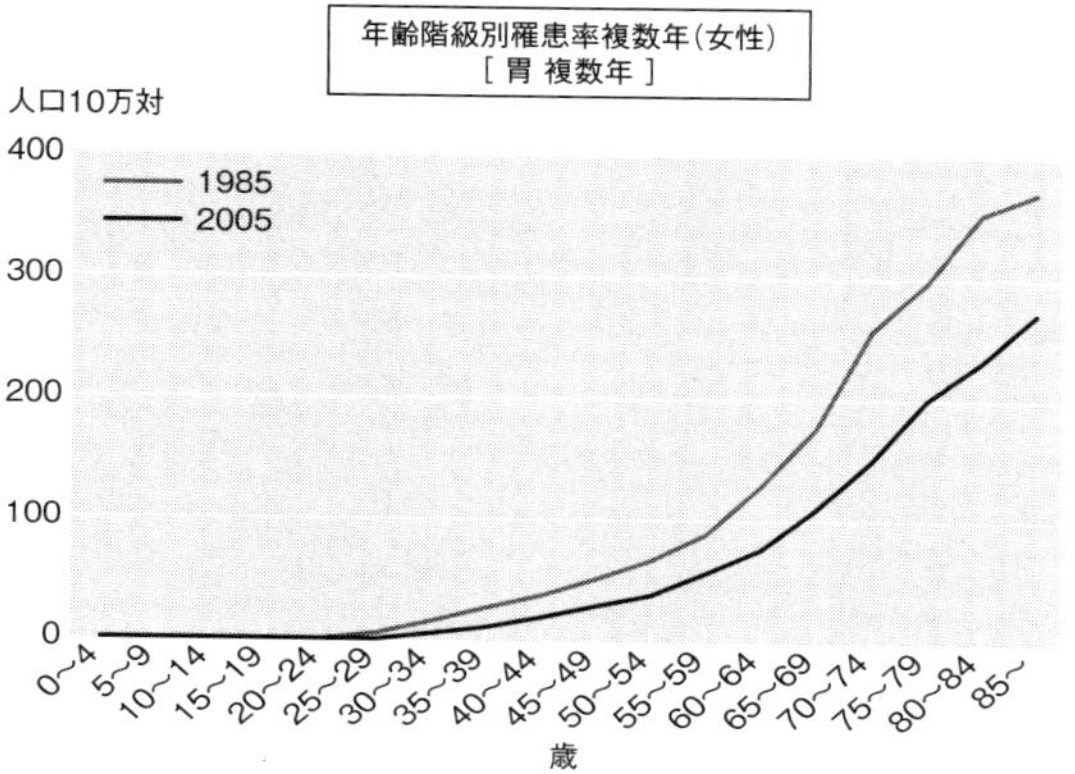

資料：独立行政法人国立がん研究センター・がん対策情報センター

このグラフは各年齢の人口10万人当たりの胃がん発症数を、男女別に並べたものである。見ればわかるとおり、20歳以下ではほとんど胃がんは発症していない。つまり、たとえば20歳の男性、女性それぞれ10万人を集めたとすると、そのなかで胃がんにかかった人は男女ともにほんの数名しかいない、ということである。

それが年を取るにしたがってだんだんと増えていく。2005年において、40歳男性では10万人中30人くらい、女性では25人くらいが胃がんにかかる。さらに年齢がいって55歳になると、男性では100人を超えてくる。とはいえ、55歳の人10万人当たり1000人だ。あるいは1000人に1人と言いなおしてもいい。

多いような、少ないような、微妙な数字である。しかし、高血圧や糖尿病の患者数と比べればずっと少ないことは明らかである。

50歳を超えると急激に胃がんにかかる人が増えてくる。とくに男性の増加が著しい。60～64歳では10万人当たり300人（1000人中3人）、70～74歳では550人（1000人中5・5人）、80歳では650人（1000人中6・5人）である。

胃がんや大腸がんは40歳を過ぎてから患者が増え始めるので、職場健診や住民健診では40歳からが対象者となっている。

図㉑　子宮がんの年齢別罹患率

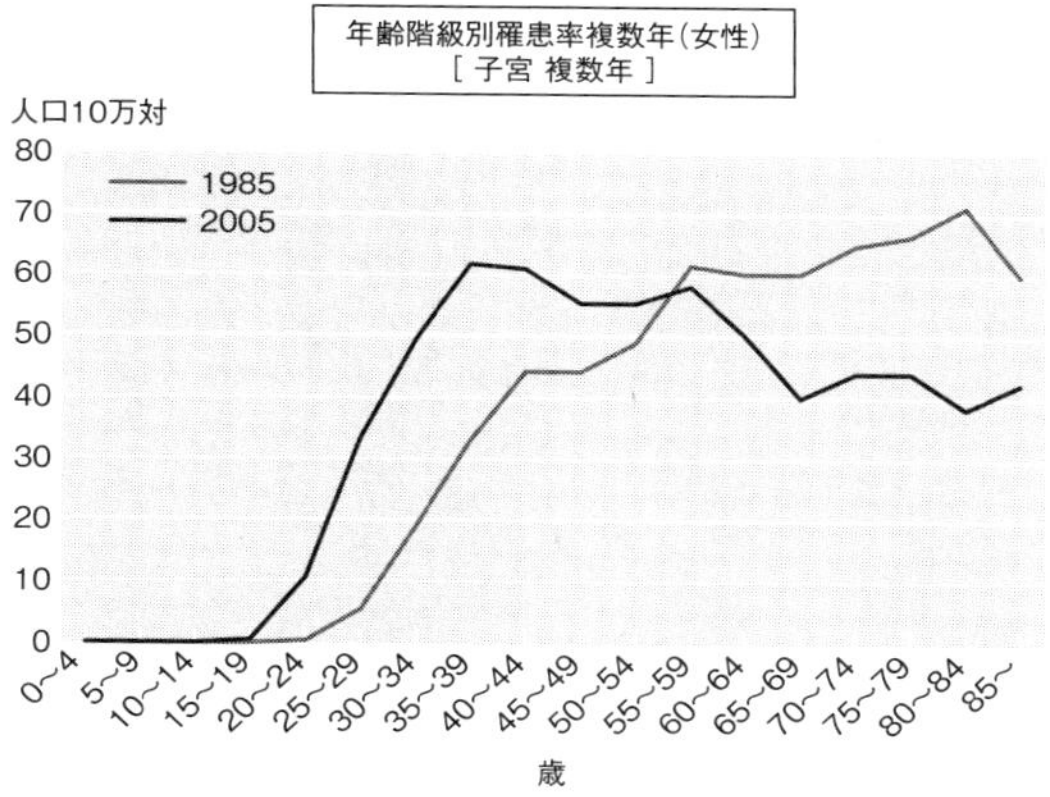

資料：独立行政法人国立がん研究センター・がん対策情報センター

もうひとつ、子宮がんのグラフを上の図㉑に載せておく。

子宮がんの場合は若いうちからかかりやすいという点で、他のがんと異なっている。１９８５年当時は年齢とともに増加する傾向にあったが、２００５年においてはその傾向が薄れ、むしろ20代前半から急増している。

患者数は胃がんなどと比べてずっと少ないのだが、35歳以降はほぼ横ばいで、50代に入ると減少に転じている。30～34歳では10万人当たり50人前後（１０００人中０・５人）、35～39歳で60人前後（１０００人中０・６人）に発生する。子宮がん検診が20歳以上を対象にしているのは、このようにちゃんとした理由があるからだ。

京都市在住の主婦、藤井優子さん（36歳）は、祖母や母親が子宮がんだったことから、自分もそうなるかもしれないと気にしている。このグラフを見る限り、子宮がんにかかる確率はあまり高くはない。しかし、もしも遺伝的になりやすい家系だとしたら、やはり早めに検査を受けておいたほうが安心だ。

住民健診のなかには必ず子宮がん検診が含まれているので、市役所等に日程と場所を問い合わせればすぐに教えてくれる。また普通の産婦人科でもできるので、心配な方は一度受診してみるといい。

おわりに

近所の病院の探し方からどんな病気が多いか、ということを駆け足で見てきた。私たちが日常遭遇する病気やけがの多くは、ごくありふれた中小病院や診療所で十分に治療できるものばかりである。そしてごくありふれた病院を探すのは、簡単なことだとご理解いただけたと思う。

過去の日本の医療では、すべての病院が平等に同じ水準の医療を提供するという建前が通っていた。つまり田舎の小さな病院も都会の大学病院も、同じ医療水準（であって当然なのだ）という建前である。

実際、本書で扱ってきたありふれた病気やけがに関していえば、確かにその通りなのである。田舎の病院だろうが街中の診療所だろうが大学病院だろうが、治療方法にも治療成績にも差が出ない。

しかし、なかにははっきりと差が出るものもある。たとえばがんに関しては、手術の成功率や5年生存率で病院間に大きな格差がある。心臓血管手術に関しても同様のことが言えるし、眼科の難しい手術でも格差が生じている。

それならいっそのこと、それら難しい病気の治療については、一定の基準（施設基準）を決めて、それを満たす病院のみで行ったほうが安全だし経済的でもあるはずだ。そう考えるのが自然である。

いまの医療制度は、そのようになっている。

重複する部分もあるが、もう一度具体的に説明しよう。

ある種の手術については、基準を満たしている病院で行えば医療費を100パーセント算定できるが、基準を満たしていない病院で行った場合はゼロ査定になるのである。たとえば、人工内耳埋め込み術を行った場合、その基準を満たしている病院であれば、定められた手術料金を患者とその健保組合に請求することができる。しかし基準を満たしていない場合は、その病院は患者にも健保組合にも手術料金を1円も請求できない、つまりまったくのただ働きになってしまうわけである。

また、別の手術に関しては、基準を満たしている病院ならば、定められた料金に5パーセント上乗せした料金を請求できる。しかし基準を満たしていない病院では、定められた料金の3割引きの値段しか請求できないのである。脳腫瘍、肺がん、肝臓がん、子宮がん・卵巣がん、食道がんなどの手術は、すべてこのなかに含まれている。

また心臓ペースメーカー移植手術も、このなかに入っている。

手術だけでなく高度な検査や放射線治療などに関しても、同様の施設基準が設けられているのである。基準を満たさなければ、その分の医療費はゼロ、ないし3割減算のペナルティが科せられている。

病院ランキングは、これら施設基準がかかっている手術や治療に関するものが中心になっている。

当然、大病院のほうが基準を満たしやすい。

中小病院では、眼科、耳鼻科など特定分野に特化した専門病院は基準を満たしやすいが、そうでなければ基準を満たすのはきわめて難しい。

どの病院ランキングでも、まったく同じ大病院や専門病院が並んでいるが、それもむしろ当然なのである。作成者によって手術件数を重視するか、その成功率を重視するかというように評価基準が異なるため、順番に違いが出てくることがあるが、要は病院ランキングとはそういうものだと理解しておけばいい。

施設基準が整備されていくと、日本の病院の二極化が急速に進むことになる。対象となっている病気に関して、上位の病院ほどより多くの患者を集め、下位の病院は淘《とう》汰《た》されていくからである。

最終的には、高度で専門的な医療のみを提供する一握りの病院と、この本のテーマであるごく普通の病院に、完全に二極化することになるはずである。

そういう意味からも、近所のありふれた、しかし自分に合った病院を探すことが、今後ますます大切になってくるのは確実なのだ。


本書を上梓するにあたり、講談社生活文化第二出版部の藤崎昭彦氏とアップルシード・エージェンシーの清水浩史氏に多大なるご尽力を賜った。また妻の京子の支えがなかったら、完成に漕ぎ着けなかったことだろう。この場を借りて感謝の気持ちを表したい。

最後に、本書が読者の皆様の医者探しに少しでも役立てば幸いである。

２０１３年2月

永田　宏

本書は２００６年６月に刊行された『名医はご近所にいる』（ぶんか社）を、文庫化にあたり再編集したものです。

永田 宏－1959年生まれ。長浜バイオ大学教授。85年、筑波大学大学院理工学研究科修士課程修了。理学修士（筑波大学）、医学博士（東京医科歯科大学、2005年）。
大手医療機器メーカー、大手IT企業等で医療情報研究に従事した後、鈴鹿医療科学大学教授を経て現職。

著書には『貧乏人は医者にかかるな！──医師不足が招く医療崩壊』（集英社新書）、『バカ学生を医者にするな！──医学部バブルがもたらす３つの危機』（毎日新聞社）、『命の値段が高すぎる！──医療の貧困』（ちくま新書）などがある。

講談社+α文庫 実《じつ》はすごい町医者《まちいしゃ》の見《み》つけ方《かた》
──病院ランキングでは分からない
永田《ながた》 宏《ひろし》

2013年２月20日第１刷発行

発行者────鈴木 哲
発行所────株式会社 講談社
東京都文京区音羽2-12-21 〒112-8001
電話 出版部(03)5395-3529
販売部(03)5395-5817
業務部(03)5395-3615
デザイン────鈴木成一デザイン室
本文データ制作──朝日メディアインターナショナル株式会社
カバー印刷───凸版印刷株式会社
印刷────慶昌堂印刷株式会社
製本────株式会社千曲堂

落丁本·乱丁本は購入書店名を明記のうえ、小社業務部あてにお送りください。
送料は小社負担にてお取り替えします。
なお、この本の内容についてのお問い合わせは
生活文化第二出版部あてにお願いいたします。
Printed in Japan ISBN978-4-06-281506-2
定価はカバーに表示してあります。

講談社+α文庫 ©生活情報

5分若返り宝田流美顔マッサージ テレビ・雑誌で話題！ 10年前の顔になる!!
宝田恭子
テレビ・雑誌で話題騒然。歯科医師の立場から得た独自の若返りメソッドを伝授！
552円 C 142-1

よりぬき 仕事以前の社会人の常識
西松眞子
名刺交換、電話の応対、トラブル処理など、ビジネスシーンでの常識を一冊で網羅！
533円 C 143-1

よりぬき そうじ以前の整理収納の常識
本多弘美
時間がなくても収納スペースが足りなくても。きれいな部屋をつくるテクニック満載！
533円 C 144-1

世界で通用する子供の名前は「音」で決まる
宮沢みち
名前の音で「能力と性質」がわかる。音の循環を知って「自分を生かす」開運の姓名判断
648円 C 145-1

*よりよく生きる 手相 未来をズバリ！、読み解く
宮沢みち
手には自分の使命が刻まれている。手のひらの線と手の形、指、ふくらみでわかる開運法
648円 C 145-2

イラスト版 ベランダ・庭先で楽しむ はじめての野菜づくり
相川未佳
出川博栄
1㎡あれば野菜づくりは楽しめる！ 成功&失敗から学んだプランター栽培のコツ満載！
705円 C 146-1

美人力を上げる温泉術
松田忠徳
日本でただ一人、温泉学の教授が女性のためのホンモノの温泉を徹底取材、分析！
600円 C 147-1

「樹医」が教える 庭木の手入れの勘どころ
山本光二
庭の樹木を美しく丈夫に育てる知恵と技とコツを「樹医」の第一人者がはじめて直伝
667円 C 148-1

よりぬき 調理以前の料理の常識
渡邊香春子
まずそろえるべき調理道具から、基本食材の扱い方、定番レシピまでを完全網羅の一冊！
533円 C 149-1

小笠原流礼法 誰からも好かれる社会人のマナー
小笠原敬承斎
おじぎのしかたから慶弔の心得まで、品格ある女性になるための本物のマナーブック
533円 C 150-1

*印は書き下ろし・オリジナル作品

表示価格はすべて本体価格(税別)です。本体価格は変更することがあります